V&R

Udo Rauchfleisch

Psychotherapie an Grenzen

Ein Praxisbuch für den Umgang mit herausfordernden Situationen

VANDENHOECK & RUPRECHT

Bibliografische Information der Deutschen Nationalbibliothek:
Die Deutsche Nationalbibliothek verzeichnet diese Publikation in der Deutschen Nationalbibliografie; detaillierte bibliografische Daten sind im Internet über https://dnb.de abrufbar.

Koninklijke Brill BV umfasst die Imprints Brill, Brill Nijhoff, Brill Schöningh, Brill Fink, Brill mentis, Brill Wageningen Academic, Vandenhoeck & Ruprecht, Böhlau und V&R unipress

Umschlagabbildung: Paul Klee, Stillleben am Schalttag, 1940/akg-images

Satz: SchwabScantechnik, Göttingen
Druck und Bindung: CPI books, Leck
Printed in the EU

Vandenhoeck & Ruprecht Verlage | www.vandenhoeck-ruprecht-verlage.com
E-Mail: info@v-r.de

ISBN 978-3-525-40886-5 (print)
ISBN 978-3-647-40886-6 (digital) | ISBN 978-3-666-40886-1 (eLibrary)

Inhalt

Vorwort 7

Kapitel 1: Therapeutische Grundlagen 11
1.1 Überlegungen zum Beziehungskonzept 11
1.2 Was verstehen wir unter »Psychotherapie« und wie wirkt sie? 14
1.3 Die den therapeutischen Prozess definierenden Beziehungsformen 17
1.3.1 Die Realbeziehung 17
1.3.2 Die Übertragungsbeziehung 18
1.3.3 Die Gegenübertragungsbeziehung 20
1.3.4 Die Arbeitsbeziehung 22
1.3.5 Interaktionen zwischen den verschiedenen Beziehungsaspekten 22
1.4 Welche Interventionen verwenden wir in der Psychotherapie und wie wirken sie? 23
1.5 Welche Rolle spielen der Kontext der Behandlung und die Art der Erkrankung bei der therapeutischen Beziehungsgestaltung? 24

Kapitel 2: Therapeutische Grenzsituationen 29
2.1 »Sagen Sie mir jetzt noch Ciao?« 30
2.2 »Eine Indiskretion könnte verheerende Folgen auf seinen Zustand haben!« 34
2.3 »Hat Herr Rauchfleisch seine Verletzung behandeln lassen?« 38
2.4 Das Zirkuskind 42
2.5 »Darf ich Sie umarmen?« 48
2.6 Opfer oder Täter oder beides? 51
2.7 »Hören Sie doch auf mit Ihrem Psycho-Blabla! – Aber alles wäre gut, wenn ich 24 Stunden täglich mit Ihnen zusammen wäre.« 60
2.8 Leben im Gestern: »Ich bin halt so. Daran kann ich nichts ändern« 64
2.9 »Wohin gehen Sie jetzt? Darf ich Sie begleiten?« 69
2.10 »Ich wollte ihr eins mit der Axt über den Kopf hauen!« 74

2.11 »Könnten Sie diesen Brief einmal kurz auf orthografische Fehler hin durchlesen?« ... 79
2.12 »Sie sind mit Hexen und Teufeln im Bunde!« ... 84
2.13 »Wir machen Psychotherapie und können nicht auch noch interdisziplinär arbeiten!« ... 87
2.14 »War das überhaupt eine Therapie? Was haben wir da miteinander gemacht?« ... 93
2.15 Panische Angst: »Er hat einen Revolver bei sich!« ... 96
2.16 Das Misstrauen in der Behandlung von Pädophilen ... 102
2.17 Das erste Zusammentreffen mit einer nichtbinären Person ... 110
2.18 »Ich bin Flüchtling, lesbisch und habe schlimme Dinge in meinem Heimatland und auf der Flucht erlebt.« ... 117
2.19 Eine fast lebenslange therapeutische Begleitung ... 123

Kapitel 3: Gibt es Gemeinsamkeiten der therapeutischen Grenzsituationen? ... 133
3.1 Die Situationen treten unerwartet auf und erfordern ein spontanes Handeln der Therapeut:innen ... 133
3.2 Es sind in solchen Situationen vor allem Patient:innen mit schweren psychischen Störungen ... 134
3.3 Es sind provokativ wirkende Verhaltensweisen ... 135
3.4 Manipulatives Verhalten ... 135
3.5 Ein ungewohntes Therapiesetting ... 135
3.6 Interdisziplinäre Zusammenarbeit: ungewöhnlich oder abgelehnt, aber nötig ... 136
3.7 Mangelndes Wissen über die Lebenssituation der Patient:innen ... 137
3.8 Die therapeutische Beziehung ist von Misstrauen geprägt ... 138
3.9 Wenn unsere üblichen Therapiekonzepte nicht greifen ... 138
3.10 Situationen großer Nähe mit starker Emotionalität ... 139
3.11 Es sind Interaktionen mit einer stark präverbalen Komponente ... 140

Kapitel 4: Schlussfolgerungen und Handlungsoptionen ... 143
4.1 Generelles Fazit aus den beschriebenen Therapien ... 143
4.2 Was kann die psychotherapeutische Ausbildung beitragen? ... 150
4.3 Was können die Absolvent:innen der psychotherapeutischen Ausbildung beitragen? ... 155
4.4 Was können wir alle tun? ... 158

Literatur ... 160

Vorwort

In den therapeutischen Ausbildungen, die von den verschiedenen Therapieschulen angeboten werden, bestehen trotz aller Unterschiede im Hinblick auf die den Behandlungen zugrunde liegenden theoretischen Positionen etliche Gemeinsamkeiten. Sie resultieren aus dem Wunsch, effiziente, zeitlich begrenzte und damit kostengünstige Therapien anzubieten. Dieses Ziel wird durch die Forderung der Krankenkassen unterstrichen, dass Behandlungen durchgeführt werden sollen, die möglichst wenige Sitzungen erfordern und effizient sind.

Zudem haben alle Therapieschulen in ethischer und rechtlicher Hinsicht übereinstimmende Vorgaben in Bezug auf die Beziehung zwischen Therapeut:innen und Patient:innen.

Es gilt, den Patient:innen in der Therapie einen Raum zu bieten, in dem sie sich frei äußern können und davon ausgehen dürfen, dass die Therapeut:innen ihnen unvoreingenommen und wertschätzend begegnen. Nur in einer solchen Atmosphäre kann Vertrauen aufgebaut werden, das die Grundlage für einen konstruktiven therapeutischen Prozess darstellt. Gerade für Menschen, die aufgrund ihrer biografischen Situation kein stabiles Vertrauen im Sinne eines Urvertrauens, wie Erikson (1966) es beschrieben hat, zu anderen Menschen haben aufbauen können, ist es eminent wichtig, in der Behandlung eine solche Sicherheit vermittelnde Atmosphäre erleben zu dürfen.

Um eine solche therapeutisch konstruktive Situation zu schaffen, gehört vonseiten der Therapeut:innen wie der Patient:innen dazu ein respektvoller Umgang miteinander und – eng damit verbunden – die Fähigkeit und Bereitschaft beider am therapeutischen Prozess Beteiligten, die durch das Behandlungssetting vorgegebenen und für einen konstruktiven Therapieprozess nötigen Grenzen einzuhalten. Dadurch wird der Therapieraum geschützt, sodass sich die Möglichkeit bietet, Lösungen für die Bewältigung der schwierigen aktuellen Lebenssituation der Patient:innen zu finden und ihre oft traumatischen Erfahrungen in der Vergangenheit aufzuarbeiten.

All dies erfahren wir in den Ausbildungen der verschiedenen Therapieschulen. Nicht immer treffen wir in unserer beruflichen Tätigkeit jedoch mit therapeutischen Situationen zusammen, auf die wir durch unsere Therapieausbildungen vorbereitet sind. Je nach Arbeitsort und je nach den Patient:innen, die wir dort behandeln, sehen wir uns mitunter unverhofft mit Situationen konfrontiert, die uns völlig unvorbereitet treffen und die zu einer enormen Herausforderung werden können.

Schon lange hat mich der Wunsch bewegt, solche therapeutischen Grenzsituationen, auf die ich in meiner inzwischen 58-jährigen Tätigkeit als Psychotherapeut gestoßen bin, darzustellen und zu analysieren, was sie zu solchen Ausnahmesituationen gemacht hat und warum sie eine so große Herausforderung darstellten. Es sind Situationen, die mich emotional belastet und mich in Zweifel gestürzt haben, hoch emotionale, mitunter gefährliche Begegnungen mit Patient:innen, die selbst in einem Ausnahmezustand waren und mich durch ihr Verhalten ebenfalls in einen Ausnahmezustand gebracht haben, aber auch Situationen, denen ich ratlos gegenüberstand und die mich herausgefordert haben, in der Behandlung unübliche Wege zu gehen. Manche dieser Grenzerfahrungen haben mich emotional auch in positiver Weise tief berührt.

Das Gemeinsame dieser Grenzerfahrungen ist, dass ich auf diese Situationen praktisch nicht vorbereitet war. Dadurch sind sie vielfach für mich zu großen Belastungen geworden. Das hat zu dem Entschluss geführt, dieses Buch zu schreiben. Meine Hoffnung ist, durch die Darstellung solcher therapeutischer Grenzerfahrungen das Augenmerk von Kolleg:innen auf diese Situationen lenken zu können, sodass sie davon vielleicht weniger überrascht werden, als ich es war, und sie als weniger belastend erleben.

Im *ersten,* theoretischen *Kapitel* stelle ich die Grundlagen unseres therapeutischen Handelns dar. Ich definiere den Beziehungsbegriff, der im Zentrum meiner Ausführungen steht, und zeige seine Komplexität auf, beschreibe, was wir unter »Psychotherapie« verstehen, wie sie wirkt sowie die den therapeutischen Prozess definierenden Beziehungsformen (Real-, Übertragungs-, Gegenübertragungs-, Arbeitsbeziehung und die Interaktionen zwischen diesen Beziehungsaspekten).

Im *zweiten,* umfangreichsten *Kapitel* schildere ich anhand verschiedener Patient:innen 19 Therapiekonstellationen, die für mich therapeutische Grenzerfahrungen waren und die ich als große Herausforderungen erlebt habe. Im Anschluss an die kasuistischen Vignetten analysiere und kommentiere ich die Situation jeweils in der Hoffnung, wenigstens ein Stück weit für den Umgang mit therapeutischen Grenzsituationen sensibilisieren zu können und zum Nachdenken darüber anzuregen.

Das *dritte Kapitel* ist der Frage gewidmet, welche Gemeinsamkeiten es bei diesen therapeutischen Grenzsituationen gibt. Hierzu gehört ihr unerwartetes

Auftreten, dass wir sie vor allem bei Menschen mit schweren psychischen Störungen finden, sie oft provokativ und manipulativ wirken, dass sie uns mit einem ungewohnten Therapiesetting konfrontieren, interdisziplinäre Zusammenarbeit erfordern, wir wenig Kenntnis von der Lebenssituation der Patient:innen haben, die Beziehung zu ihnen von Misstrauen geprägt ist, unsere üblichen therapeutischen Konzepte nicht greifen, es Situationen großer Nähe mit starker Emotionalität sind und die Interaktionen stark von präverbalen Komponenten geprägt werden.

Das *vierte Kapitel* schließlich widmet sich den Schlussfolgerungen und beschäftigt sich mit den Fragen, welchen Beitrag zur Verbesserung der Situation die psychotherapeutische Ausbildung, die Ausbildungskandidat:innen und wir alle leisten können.

Möge dieses Buch dazu beitragen, die Diskussion um therapeutische Grenzsituationen, wie ich sie hier schildere, anzuregen und es dadurch den Kolleg:innen, die mit diesen oder ähnlichen Situationen konfrontiert sind, erleichtern, damit umzugehen. Zudem hoffe ich, dass es uns generell gelingt, uns noch mehr für die Vielfalt menschlichen Lebens und Erlebens zu öffnen und sie in unsere Behandlungen einzubeziehen. Vielleicht kann dieses Buch auch dazu einen Beitrag leisten.

Udo Rauchfleisch

Kapitel 1: Therapeutische Grundlagen

1.1 Überlegungen zum Beziehungskonzept

Unabhängig vom Therapiemodell ist Psychotherapie immer in eine Beziehung eingebettet, und die Behandlung erfolgt durch und mit der Beziehung, wie sie sich zwischen den Therapeut:innen und Patient:innen in je individueller Weise entwickelt. Aus diesem Grund soll zunächst das Beziehungskonzept, das den Ausführungen in diesem Buch zugrunde liegt, definiert werden. Ich beziehe mich dabei vor allem auf psychoanalytische Konzepte, weil diese den Beziehungsbegriff seit den 1970er Jahren in einer differenzierten Weise konzeptualisiert haben, sodass sich diese Überlegungen auch auf andere Therapiemodelle übertragen lassen.

In der *frühen Psychoanalyse* hat der Beziehungsbegriff allerdings während langer Zeit keine Rolle gespielt, obwohl die Psychoanalyse die Entwicklung des Kindes und das Verhalten im späteren Leben als Niederschlag der frühkindlichen Beziehungen zwischen Eltern respektive Elternersatzpersonen und Kind versteht. Mit Balint (1966) kann man sagen, dass die orthodoxe Theorie lange Zeit eine »one-body-psychology« gewesen ist. Für Freud erfüllten die Bezugspersonen, beispielsweise die Mutter, vor allem die Funktion, eine Triebregung aufzuheben. Nahezu sämtliche psychoanalytischen Begriffe beziehen sich auf das Individuum und nicht auf die wechselseitigen Beziehungen zwischen dem Kind und seiner mitmenschlichen Umgebung.

Erst in den 1970er Jahren ist der Beziehungsbegriff deutlich ins Zentrum der Betrachtungen gerückt. Nach Mertens (2022) ist dies drei Faktoren geschuldet: dem verstärkten Interesse und den entsprechenden Erfahrungen aus der direkten Beobachtung von Säuglingen (siehe Stern, 2007), dem Einfluss der Familientherapie seit den 1950er Jahren mit Direktbeobachtungen von familiären Interaktionen und der klinischen (angewandten) Psychoanalyse, die sich vermehrt mit Persönlichkeitsstörungen und ihrer Entwicklung konfrontiert sah; hier war es vor allem die Objektbeziehungstheorie (Klein, 1962; Kernberg, 1976; 1983), die, wie der Name sagt, die Beziehungsdynamik in den Mittelpunkt ihrer Betrachtungen stellt.

Die Erfahrungen aus diesen Praxisfeldern zeigten, dass die »one-body-psychology« der Realität nicht gerecht wird, sondern der Erweiterung durch die verstärkte Beachtung der Beziehungen bedurfte. Dabei ist indes eine Besonderheit zu beachten, wenn in der Psychoanalyse von Beziehungen die Rede ist: Damit ist nicht unbedingt nur die *reale Beziehung* des Individuums zu einem anderen Menschen gemeint, sondern ebenso die *fantasierte, vorgestellte Beziehung* zu einer anderen Person, das heißt das Bild, welches das Individuum von der Interaktion in sich trägt. Dieses kann mit den realen, von außen beobachtbaren Verhältnissen übereinstimmen. Die inneren Bilder mit den an sie geknüpften Gefühlen können aber auch erheblich von der äußeren Realität abweichen und weitgehend durch die Ängste, Hoffnungen und Wünsche des Individuums geprägt sein.

Einen wesentlichen Beitrag zur Konzeption eines psychoanalytischen Beziehungskonzepts hat Bauriedl (1980) geleistet, indem sie auf die Notwendigkeit hingewiesen hat, dass wir sowohl die innerseelische Situation (die intrapsychischen Strukturen) als auch die Beziehungen zwischen den Menschen (die interpsychischen Beziehungen) berücksichtigen müssen. In einem ähnlichen Sinne spricht Längle (Längle u. Holzhey-Kunz, 2008) aus der Perspektive der Existenzanalyse von einem Offensein für das, was von außen kommt, und einem Offensein der eigenen Person gegenüber. Da das Modell von Bauriedl nicht nur im psychoanalytischen Kontext anwendbar ist, sondern eine gewisse Allgemeingültigkeit beanspruchen kann, seien hier die wichtigsten Aspekte dieses Modells genannt:

Zur *innerseelischen Situation, den intrapsychischen Strukturen,* gehört nach Bauriedl das Norm- und Wertesystem, das die Menschen im Verlauf ihrer Entwicklung aufbauen, sowie die Spannungstoleranz, das heißt die Fähigkeit, Spannungen auszuhalten, die sich aus widerstreitenden Gefühlen oder innerseelischen Konflikten ergeben. Im Hinblick auf die *zwischenmenschlichen Beziehungen* ist nach Bauriedl zu beachten, dass in jeder Beziehung Personen mit je eigenen Normsystemen und individuellen Arten der Spannungsbewältigung zusammentreffen.

In diesem Spannungsfeld liegt sowohl das Risiko als auch die Chance jeder Beziehung. Im günstigsten Fall weist die Beziehung zwischen den beiden Personen die Form »Ich *und* Du« auf, das heißt, die innerseelischen Strukturen stehen im Austausch miteinander und sind für Veränderungen offen. Demgegenüber ist die Beziehungsform »Ich *oder* Du« Ausdruck der Beziehungsstörung der Manipulation: Jede der beiden Personen setzt ihre Normvorstellungen gegen die der anderen Person absolut.

Bei der Diskussion des Beziehungskonzepts sei noch auf die Bedeutung der *Systemtheorie* (Bertalanffy, 1968) hingewiesen, die ihr besonderes Augenmerk darauf gerichtet hat, dass Beziehungen *zirkuläre Prozesse* darstellen. Das Individuum ist sowohl Sender als zugleich auch Empfänger, sowohl agierend als auch reagierend. Daraus resultiert, dass alle an einer Beziehung Beteiligten die Interaktion aktiv mitgestalten und damit gleichermaßen Verantwortung für das Gelingen oder Misslingen tragen. Im Hinblick auf die psychotherapeutische Anwendung der Systemtheorie haben Stierlin (2006) und Watzlawick (Watzlawick, Beavin u. Jackson, 2011) wichtige Beiträge geliefert.

Ausgehend vom Thema der Schule als Beziehungsraum hat Crain (2025) eine Theorie der Beziehung entwickelt. Der Autor unterscheidet bei Beziehungen drei Dimensionen:

- das Streben nach Gleichheit, Gegenseitigkeit und Freiheit;
- das Streben nach Ungleichheit;
- das Streben, Ungleichheit zu überwinden.

Ich erwähne dieses Modell hier, weil es sich auch auf therapeutische Beziehungen anwenden lässt.

Dass Beziehungen vom *Streben nach Gleichheit, Gegenseitigkeit und Freiheit* geprägt sind, entspricht unserem therapeutischen Ansatz, die Beziehungen zu den Patient:innen »auf Augenhöhe« zu führen. Mit dem Begriff »Freiheit« ist hier ein »zwischenmenschliches Verhältnis gegenseitiger Anerkennung« gemeint (Crain, 2025, S. 29). Das gleichzeitig Beziehungen charakterisierende *Streben nach Ungleichheit* ist ein Streben nach Differenz, Verschiedenartigkeit und Anerkennung der Einzigartigkeit, die notwendig sind, um sich nicht in ein symbiotisches Beziehungsgeflecht zu verstricken (siehe dazu auch die Ausführungen zur Autonomie in Kapitel 1.2). Als dritte Komponente von Beziehungen nennt Crain das auf einer höheren Ebene bestehende *Streben danach, Ungleichheit zu überwinden,* das heißt, die Ungleichheit durch eine andere, neue Form von Gleichheit, Gegenseitigkeit und Freiheit aufzuheben.

Wie diese kurze Darstellung der von Crain entwickelten Beziehungstheorie zeigt, weist dieses Konzept darauf hin, wie wichtig das Erleben von Gemeinsamkeit, aber auch die Anerkennung der Individualität der an einer Beziehung Beteiligten ist. Es thematisiert das für Beziehungen wichtige dialogische Prinzip, das Martin Buber mit den Worten beschrieben hat: »Ich werde am Du; Ich werdend spreche ich Du. Alles wirkliche Leben ist Begegnung« (Buber, 2005, S. 28).

1.2 Was verstehen wir unter »Psychotherapie« und wie wirkt sie?

Mit Ermann (2024) verstehen wir Psychotherapie als die »Behandlung von seelischen und psychosomatischen Leidenszuständen mit psychologischen Mitteln. Sie reicht von der psychologisch kundigen Führung von Patienten über beratende und unterstützende psychologische Interventionen bis hin zum Einsatz spezieller Methoden, Techniken und Verfahren durch Spezialisten, d.h. durch speziell dafür ausgebildetes Fachpersonal, insbesondere durch psychotherapeutisch ausgebildete Ärzte und Psychologen« (Ermann, 2024, S. 451).

Als Grundlagen der verschiedenen Therapieverfahren gilt – über alle Therapieschulen hinweg (S. 451):

- dass es um die *Behandlung von Krankheiten* geht, wobei Krankheit durch Symptome oder andere Auffälligkeiten und durch ein subjektives Krankheitsgefühl, das heißt durch Leidensdruck, definiert wird;
- dass die Behandlung nach bestimmten *Beziehungsregeln* zwischen Patient:innen und Therapeut:innen erfolgt;
- dass die therapeutischen Interventionen *wissenschaftlich begründet* sind und sich auf eine definierte Theorie der Persönlichkeit, des Verhaltens und Erlebens sowie auf eine wissenschaftliche Krankheits- und Behandlungstheorie beziehen.

Wie die Definition der Psychotherapie und die von Ermann genannten Grundlagen erkennen lassen, stellen die psychotherapeutischen Behandlungsverfahren *interaktionelle Prozesse* dar, an denen, je nach Therapiemethode, ein:e oder mehrere Therapeut:innen und ein:e oder mehrere Patient:innen beteiligt sind. In jedem Fall geht es um eine gezielte und wissenschaftlich begründete Interaktion zwischen Personen, die in einer *mehr oder weniger intensiven Beziehung zueinander stehen.* Die Intensität der Beziehung hängt zum einen von der Therapiemethode und dem durch sie definierten Strukturiertheitsgrad und andererseits von der Frequenz und der Zahl der Sitzungen ab.

Im Hinblick auf den *Strukturiertheitsgrad* der verschiedenen Therapiemethoden bestehen erheblich Unterschiede: Während die Verhaltenstherapie ein stark strukturiertes Verfahren darstellt und vielfach in manualisierter Form vorliegt, zeichnet sich die psychoanalytische Behandlung im Allgemeinen durch einen wesentlich geringeren Grad an Struktur aus, am offensten im »klassischen« psychoanalytischen Setting, bei dem der/die Patient:in auf der Coach liegt und der/die Therapeut:in dahintersitzt. Auf dem Kontinuum zwischen starker und geringer Strukturiertheit liegen andere Behandlungsverfahren wie die Analytische Psychologie C. G. Jungs, die psychodynamisch orientierten, modifizierten analytischen Verfahren, die Gruppen-, Paar- und Familientherapien, die Existenzanalyse und Logotherapie, die Humanistische Psychotherapie (nondirektive klientenzentrierte Gesprächstherapie), die systemische Therapie sowie stützende und übende Verfahren wie Hypnose und Autogenes Training.

Die *Frequenz und Zahl* der Therapiesitzungen ist bei den verschiedenen Behandlungsmethoden unterschiedlich und wird wesentlich durch die den Verfahren zugrunde liegenden Persönlichkeits- und Behandlungstheorien bestimmt. Auch in dieser Hinsicht spannt sich ein Kontinuum zwischen den verhaltenstherapeutischen Methoden mit einer eher begrenzten Zahl von Sitzungen und der klassischen Psychoanalyse mit mitunter Hunderten von Stunden und mehreren Sitzungen pro Woche auf. Trotz dieser von den jeweiligen Persönlichkeitstheorien bestimmten unterschiedlichen Frequenz und Anzahl von Sitzungen tendieren heute alle Therapiemethoden auf eine überschaubare Zahl von Sitzungen und arbeiten kaum hochfrequent.

Dies geschieht aufgrund verschiedener Erwägungen: In erster Linie ist dafür der Druck der Krankenkassen ausschlaggebend, die nicht bereit sind, hochfrequente, sich über lange Zeit erstreckende Therapien zu zahlen. Hinzu kommt, dass die Patient:innen vielfach zeitlich und/oder finanziell nicht in der Lage und nicht bereit sind, lang dauernde, hochfrequente Behandlungen auf sich zu nehmen. Und schließlich diktiert auch der Psychotherapiemarkt eine Limitierung der Zahl und Frequenz von Behandlungen, indem mehr und mehr Verfahren auf dem Markt sind, die kurze, effiziente Behandlungen anbieten. Um wettbewerbsfähig zu sein, nähern sich deshalb die verschiedenen Therapiemethoden in Bezug auf die Dauer der Behandlungen und die Zahl der Sitzungen weitgehend einander an.

Es sei noch erwähnt, dass die Frequenz und Anzahl der Sitzungen sowie der Grad ihrer Strukturiertheit auch vom *Kontext der Beziehung* zwischen Patient:innen und Therapeut:innen und dem jeweiligen *Auftrag* abhängen. Auch wenn diesen fachlichen Angeboten verschiedene – zum Beispiel verhaltensorientierte, psychoanalytische oder systemische –Konzepte zugrunde liegen, zeichnen sich in übereinstimmender Weise beispielsweise Kriseninterventionen und Beratungen durch eine nur begrenzte Zahl von Sitzungen aus und weisen im Allgemeinen einen hohen Strukturiertheitsgrad auf

Trotz der Unterschiede zwischen den Persönlichkeits- und Behandlungstheorien, die den Therapieschulen zugrunde liegen, steht heute die *Beziehung* zwischen den Patient:innen und Therapeut:innen, unabhängig davon, ob sie in den Therapiekonzepten speziell thematisiert wird (wie zum Beispiel Übertragung und Gegenübertragung in der Psychoanalyse) oder implizit enthalten ist, im Zentrum aller Verfahren. Darüber hinaus besteht, wie nicht zuletzt die über 80 Jahre sich erstreckende Studie von Waldinger und Schulz »The Good

Life« (2023) zeigt, Einigkeit darüber, dass Beziehungen generell im Leben von Menschen eine zentrale Rolle spielen und einen großen Einfluss auf unsere Gesundheit und Zufriedenheit haben.

So gilt die Beziehungsgestaltung auch als einer der wichtigsten *Wirkfaktoren* der Psychotherapie (Berns, 2004; Ermann, 2024; Küchenhoff u. Vogel, 2020; Schnoor, 2011; Steinbach, 2006). Neben dem Schutz des Berufsgeheimnisses, das per Gesetz garantiert ist, stellt die Beziehung die Grundlage für die gemeinsame Arbeit von Patient:innen und Therapeut:innen an den aus der Vergangenheit stammenden und in der Gegenwart sich in störender Weise artikulierenden Konflikten dar. Schulübergreifend zeichnet sich Psychotherapie dadurch aus, dass die Patient:innen ihre Konflikte bearbeiten und in der Behandlung reifen können, indem die Therapeut:innen ihnen einen stabilen, Schutz und Sicherheit bietenden therapeutischen Rahmen zur Verfügung stellen. Wichtig dabei sind aufseiten der Therapeut:innen bedingungslose Wertschätzung, Zuverlässigkeit und Authentizität.

Gemeinsam ist allen Therapiemethoden auch das Ziel der *Autonomieverbesserung und -förderung* der Patient:innen. Dabei geht es darum, dass sie sich durch die Bearbeitung ihrer Probleme, insbesondere ihrer Beziehungsprobleme – und dies gerade anhand der therapeutischen Beziehung selbst –, aus den ihre Entwicklung beeinträchtigenden Abhängigkeiten, zum Beispiel symbiotischer oder kollusiver Art, befreien. Das Ziel der Behandlung ist, dass die Patient:innen größtmögliche Selbstständigkeit im Umgang mit ihren Lebensaufgaben erreichen.

Auch schulübergreifend sind gemäß Ermann (2024, S. 453) die Definition des Problemfelds (Behandlung als Einzelner, als Paar oder im Familienkontext), die Festlegung des Settings (Einzel-, Gruppen- oder Familientherapie, bei psychoanalytischen Verfahren: im Sitzen oder Liegen), Vereinbarungen über den Rahmen (Häufigkeit, Dauer und Gesamtzeitraum der Sitzungen, Fragen der Bezahlung der Behandlung), Definition von Regeln (Vereinbarungen über das Verhalten im Kontext der Behandlung: zum Beispiel keine privaten Kontakte, respektvoller Umgang miteinander etc.) sowie die Schaffung eines Arbeitsbündnisses, das auf gegenseitigem Vertrauen beruht und bei dem sich Therapeut:in und Patient:in darauf einigen und alles dazu tun, mit den vereinbarten Mitteln einen Behandlungserfolg zu erreichen, und alles zu unterlassen, was dem Erfolg entgegenwirken könnte, sowie die Information über Chancen, Wirkungen und Nebenwirkungen der Behandlung, Wahrung von Regeln und Grenzen, Mitarbeit, Offenheit und Ehrlichkeit etc.

Die verschiedenen Therapiekonzepte formulieren und handhaben diese Parameter zwar unterschiedlich. Es besteht aber Einigkeit darüber, dass es für den Therapieerfolg wichtige Faktoren sind, die Verbindlichkeit besitzen und einen stabilen Rahmen für die Behandlung darstellen.

1.3 Die den therapeutischen Prozess definierenden Beziehungsformen

Bei genauerer Betrachtung der sich in der Psychotherapie entwickelnden Interaktionen zeigt sich, wie bereits angedeutet, dass das, was wir kurz »Beziehung« nennen, ein vielschichtiges, komplexes Phänomen ist. Im Folgenden sollen die wichtigsten Aspekte und Formen der den therapeutischen Prozess prägenden Beziehungskonstellationen dargestellt werden, da sie beim Umgang von Therapeut:innen mit unvorhersehbaren Situationen eine wichtige Rolle spielen. Zumindest schärft die Wahrnehmung der Komplexität dieser Prozesse den Blick für die Dynamik der therapeutischen Situation.

Im psychoanalytischen Modell sprechen wir zumeist von vier Beziehungskonstellationen: der Realbeziehung, der Arbeitsbeziehung, der Übertragungsbeziehung und der Gegenübertragungsbeziehung, bei Letzterer wird mitunter noch der Anteil der sogenannten Eigenübertragung (Heuft, 1990) genannt. Auch wenn dies Termini und Konzepte sind, denen die psychoanalytische Theorie zugrunde liegt, beschreiben sie doch Beziehungsaspekte, die sich, unabhängig vom Therapiemodell, in allen Arten von Behandlungen finden. Zum Teil werden sie in anderen Therapiemodellen nicht explizit genannt, zum Teil aber auch mit anderen Termini beschrieben. Letztlich geht es jedoch um die gleiche Dynamik in der Interaktion zwischen Therapeut:innen und Patient:innen.

1.3.1 Die Realbeziehung

Im psychotherapeutischen Schrifttum wird die Realbeziehung, auch Alltagsbeziehung genannt, oft nur kurz behandelt. Auch in kasuistischen Seminaren und in der Supervision wird dieser Beziehungsform häufig wenig Beachtung geschenkt. Es sind die Situationen, in denen sich Patient:innen und Therapeut:innen *in alltäglichen sozialen Rollen begegnen,* beispielsweise bei der Begrüßung und Verabschiedung oder auch bei zufälligen Begegnungen in der Öffentlichkeit. Da dies eine gleichsam selbstverständliche, durch Konventionen geregelte Beziehungsebene ist, wird sie in Theorie und Praxis der Psychotherapie im Allgemeinen wenig beachtet.

Dass die Realbeziehung aber doch eine für die Behandlung wichtige Dimension darstellt, wird deutlich, wenn wir uns darüber klar werden, dass dazu beispielsweise auch Begegnungen zu zählen sind, in denen Patient:innen von ihren Therapeut:innen etwa zu einer Sitzung in einer Rehabilitationsinstitution begleitet werden. Letztlich wird die Realbeziehung durch alle Informationen geprägt, welche die Patient:innen über ihre Therapeut:innen im Internet, in den Medien und aufgrund ihres Umgangs miteinander (zum Beispiel Einrichtung des Behandlungszimmers, Ort der Praxis usw.) erhalten.

Auch wenn es im Rahmen von Psychotherapien auf der einen Seite keine Beziehungsanteile gibt, die nicht emotional bedingten Wahrnehmungsverzerrungen (Übertragungen) unterworfen sind, finden sich in den therapeutischen Beziehungen immer auch weitgehend an der Realität orientierte Anteile. Wie zurückhaltend wir als Therapeut:innen im Sinne des Abstinenzprinzips im Hinblick auf unsere eigenen Lebensrealitäten auch immer sein mögen, sind wir für die Patient:innen nie eine Tabula rasa, sondern werden stets auch als reale Personen mit ganz spezifischen Persönlichkeitszügen und ganz individuellen politischen und weltanschaulichen Ausrichtungen wahrgenommen. Gerade für Menschen mit schweren psychischen Störungen und daraus resultierenden Problemen in der realitätsgerechten Wahrnehmung anderer Menschen wäre es verhängnisvoll und therapeutisch geradezu kontraproduktiv, wenn wir für sie unfassbar und unidentifizierbar blieben. Dies würde sie, deren Wahrnehmung der Außenwelt ohnehin verzerrt ist, noch mehr verunsichern und sich darum negativ auf die Therapie auswirken.

Man kann sich bei der Evaluation von Psychotherapien deshalb mit Recht die Frage stellen, ob ein wesentlicher Wirkfaktor nicht gerade die *reale Person* des Therapeuten bzw. der Therapeutin ist, die den Patient:innen ihre ungeteilte Aufmerksamkeit schenkt, sie die Erfahrung vorbehaltloser Akzeptanz und Wertschätzung machen lässt und sich ihnen auch als Modell für einen respektvollen mitmenschlichen Umgang und für konstruktive Lösungen von Konflikten zur Verfügung stellt.

1.3.2 Die Übertragungsbeziehung

Dem Übertragungskonzept liegt die Beobachtung zugrunde, dass in der Psychotherapie – vor allem wenn sie wenig strukturiert ist wie das klassische psychoanalytische Setting – Gefühle auftauchen und an der Person der Therapeut:innen erlebt werden, die auf Konflikte mit frühen Bezugspersonen zurückzuführen sind und mit der Gegenwart nur entfernt zu tun haben. Die Behandelnden werden zu einer Projektionsfläche, an der aus der Kindheit stammende Ängste, Wünsche und Konflikte abgehandelt werden.

Das ursprüngliche, von Freud (1905) entwickelte Übertragungskonzept ist zwar in vielfältiger Hinsicht weiterentwickelt und differenziert worden (Herold u. Weiß, 2022; Racker, 2017; Sandler, Dare u. Holder, 2019), gilt aber in seinen Grundzügen nach wie vor. Durch die Arbeit mit und an den Übertragungsprozessen erhalten die Patient:innen die Chance, die im Hier und Jetzt der Therapie aktualisierten Konflikte mit den beiden heute daran beteiligten Personen, Therapeut:in und Patient:in, erleben und bearbeiten zu können und sich durch die Übertragungen ihrer verzerrten Wahrnehmungen der eigenen Person und anderer Menschen bewusst zu werden.

Das Übertragungskonzept lässt erkennen, dass viele Gefühle und Äußerungen der Patient:innen nicht uns Therapeut:innen als Person gelten, sondern wir nur *Repräsentant:innen früherer Bezugspersonen* sind. Diese Einsicht ist wichtig und für uns entlastend, weil wir im Wissen um derartige psychodynamische Prozesse gelassener mit manchen brisanten Situationen in der Behandlung umgehen können. Dies bedeutet nicht, dass wir die Äußerungen der Patient:innen nicht ernst nähmen. Die Beachtung der Übertragungsdynamik verhindert aber, dass wir sie allzu persönlich nehmen und darauf in einer therapeutisch unangemessenen Art reagieren. Ich werde bei der Schilderung verschiedener schwieriger Situationen in Kapitel 2 noch ausführlich auf diese Probleme eingehen.

Auch wenn andere Therapiemodelle die Übertragungsbeziehung nicht in der beschriebenen Form konzeptualisiert haben, spielen diese Prozesse doch in allen therapeutischen Beziehungen – und, bei einem etwas erweiterten Übertragungsbegriff: in allen menschlichen Begegnungen – eine mehr oder weniger große Rolle. Wie schnell und wie stark sich Übertragungen entwickeln, hängt vor allem von zwei Faktoren ab:

- Zum einen vom *Strukturiertheitsgrad* des therapeutischen Settings: Je weniger strukturiert das therapeutische Setting ist, desto eher und stärker entwickeln sich Übertragungen. In dieser Hinsicht bestehen deutliche Unterschiede zwischen den verschiedenen therapeutischen Modellen. So ist etwa das Setting in der Verhaltenstherapie im Allgemeinen stärker strukturiert als die psychoanalytische Behandlungssituation. Ebenso bestehen Unterschiede, ob es um eine – eher strukturierte – Beratung oder um eine Psychotherapie geht.
- Zum anderen von der *Schwere der psychischen Erkrankung:* Je schwerer psychisch krank eine Person ist, desto schneller und stärker werden ihre Wahrnehmung und ihr Erleben von Übertragungen beeinflusst.

Was im Kontext des psychoanalytischen Modells durch die Wirkung unbewusster Prozesse und in der Objektbeziehungstheorie (Hinz, 2022; Kernberg, 1976) durch den Niederschlag von Beziehungserfahrungen mit den frühen Bezugspersonen erklärt wird, lässt sich im Sinne der behavioralen Theorie ohne weiteres auch als die Folge von Lernprozessen verstehen. Durch die Beziehungserfahrungen, die wir in unserem Leben machen – und speziell durch die Erfahrungen in der Kindheit, in der wir am stärksten prägbar sind –, eignen wir uns gleichsam eine »Brille« an, durch die wir unsere Umwelt wahrnehmen. Diese durch Lernprozesse in einer bestimmten, ganz individuellen Weise geprägte Sicht unserer Welt ist das Phänomen, das wir im psychoanalytischen Modell »Übertragung« nennen. Wie die neurobiologische Forschung zeigt, werden diese Erfahrungen im Gehirn gespeichert (Hüther, 2001; Ortega-de San Luis, Pezzoli, Urrieta u. Ryan, 2023).

1.3.3 Die Gegenübertragungsbeziehung

Auch das, was wir im psychoanalytischen Konzept »Gegenübertragung« nennen, ist ein Phänomen, dem Allgemeingültigkeit zukommt, auch wenn es in anderen Therapiemodellen nicht so genannt wird. Wir verstehen darunter »die gesamte emotionale Reaktion des Psychoanalytikers auf den Patienten in der Behandlungssituation«, und dies bezieht sich »sowohl auf die Realität des Patienten wie auf seine Übertragung und sowohl auf die realitätsgerechten Bedürfnisse des Analytikers wie auf seine neurotischen Bedürfnisse« (Sandler et al., 2019, S. 68).

Während Freud die großen therapeutischen Möglichkeiten der Übertragung schon früh erkannte, hat er diese Einsicht für das Phänomen der Gegenübertragung nicht mehr gewonnen. Für ihn war die Gegenübertragung Ausdruck der Komplexe und Widerstände der Therapeut:innen und damit ein Hindernis in der Behandlung (Freud, 1910). Er reduzierte die Gegenübertragung auf die »unbewusste Reaktion des Psychoanalytikers auf die Übertragung des Patienten« (Kernberg, 1983, S. 68), womit die neurotischen Bedürfnisse der Therapeut:innen gemeint waren. Heuft (1990) spricht in diesem Zusammenhang von »Eigenübertragungen«, das heißt von eigenen Übertragungsbereitschaften der Therapeut:innen, die im Zusammenhang mit ungelösten Konflikten in der Beziehung zu den eigenen Eltern stehen bzw. kulturell geformte Haltungen bestimmten Personen gegenüber widerspiegeln.

Erst die Psychoanalytiker:innen der zweiten und der folgenden Generationen haben die großen Chancen entdeckt, die in der Gegenübertragung liegen (Ermann, 2022; Heimann, 1964; Reich, 1951; 1960). Für sie – und das ist die heute weithin akzeptierte Ansicht – ist die Gegenübertragung, wie Sandler et al. es formuliert haben, die *gesamte emotionale Reaktion der Therapeut:innen auf die Patient:innen.*

Zur Gegenübertragung können wir auch die Beziehungskonstellationen zählen, die Ermann (2024, S. 44 ff.) als *»Kollusionsmuster der therapeutischen Beziehung«* beschreibt. Darunter versteht Ermann ein »unbemerktes Zusammenspiel zwischen Behandler und Patient […] Ihr liegen gemeinsame, verdrängte

Ängste, Wünsche und Fantasien zugrunde, die durch die Kollusion auch gemeinsam unbewusst gehalten, d. h. abgewehrt werden« (S. 45). Ermann nennt als häufige Kollusionsmuster die folgenden:

- *Orale Kollusion:* Bedürftige Patient:innen lassen sich von überfürsorglichen Therapeut:innen bemuttern.
- *Anal-sadistische Kollusion:* Gefügige Patient:innen unterwerfen sich den autoritär-dominierenden Therapeut:innen.
- *Phallische Kollusion:* Schüchterne Patient:innen bewundern die charmant-verführerischen Therapeut:innen.
- *Narzisstische Kollusion:* Bewundernde Patient:innen idealisieren die Therapeut:innen, die die Grenzen ihrer Möglichkeiten verleugnen.

Auch wenn diese Kollusionsmuster in psychoanalytischen Termini dargestellt werden, lassen sie sich ohne Mühe in andere Therapiekonzepte übertragen, handelt es sich doch um emotionale Befindlichkeiten und Verhaltensweisen, die sich in verschiedenen sozialen Kontexten finden. Die Beachtung solcher Kollusionen ist von großer Bedeutung, um eine konstruktive therapeutische Beziehung zu gewährleiten. An diesem Prozess, an dem Patient:innen wie Therapeut:innen gleichermaßen beteiligt sind, zeigt sich, wie eng Übertragung und Gegenübertragung zusammenwirken.

Die Ausführungen zur Gegenübertragung lassen erkennen, dass auch dieses Konzept nicht auf die psychoanalytische Theorie beschränkt ist, sondern im Rahmen aller Therapiemodelle verwendet werden kann. Denn in allen mitmenschlichen Begegnungen werden in beiden an diesem Prozess Beteiligten Gefühle, Fantasien und Impulse lebendig, die wir im psychoanalytischen Modell als »Gegenübertragung« bezeichnen.

Das Wesentliche dabei ist, dass wir als Therapeut:innen diese emotionalen Reaktionen bei uns *wahrnehmen und reflektieren,* weil sie uns wichtige Einsichten über die Patient:innen, über die in der Therapie zwischen uns bestehende Dynamik und selbstverständlich auch über uns selbst liefern. So kann die Gegenübertragung beispielsweise zu diagnostischen Zwecken verwendet werden, indem sie uns erkennen lässt, mit welchen Konflikten die Patient:innen kämpfen. Nicht selten erleben wir in der Gegenübertragung auch, zum Teil stellvertretend für die Patient:innen, etwas von den Gefühlen der inneren Zerrissenheit und Hilflosigkeit, aber auch von der Aggression, der die Patient:innen ausgesetzt sind, die sie selbst unter Umständen nicht spüren und uns verbal nicht zu vermitteln vermögen. Ich werde bei den kasuistischen Vignetten im zweiten Kapitel einige solche Situationen darstellen.

1.3.4 Die Arbeitsbeziehung

Die Arbeitsbeziehung wird im Allgemeinen auch als *Arbeitsbündnis* bezeichnet (Deserno, 2022; Ermann, 2024; Greenson, 1965a, 1965b). Hier geht es um die Rahmenbedingungen und Vereinbarungen der Psychotherapie, wie Angebot und Erklärung der Behandlungsmethode mit ihrem je spezifischen Setting, Vereinbarungen über die Sitzungsfrequenz und die Honorarregelung, aber auch bezüglich der gemeinsamen Arbeit bei krisenhaften Zuspitzungen im Behandlungsprozess (zum Beispiel bei Suizidalität oder bei andere Menschen gefährdenden aggressiven Verhaltensweisen in und außerhalb der Therapie).

Indes trifft die Ansicht, das Arbeitsbündnis stelle eine außerhalb der Übertragung angesiedelte Beziehungsform dar, letztlich nicht zu. Auch wenn es hier um eine Art Dienstleistungsvertrag geht, mischen sich, je nach der Persönlichkeit der Patient:innen, in die Vereinbarungen im Rahmen des Arbeitsbündnisses immer auch Übertragungsaspekte. Dennoch – oder gerade deshalb – ist es wichtig, dass Therapeut:innen und Patient:innen sich aufgrund rationaler, an der Realität orientierter Vereinbarungen auf bestimmte Modalitäten der Therapie einigen und in Krisenzeiten darauf zurückgreifen können. Die kasuistischen Vignetten werden die Bedeutung solcher Vereinbarungen über die Grenzen und den therapeutischen Rahmen sichtbar machen.

1.3.5 Interaktionen zwischen den verschiedenen Beziehungsaspekten

Wie schon erwähnt, lassen sich die verschiedenen in der Therapie sich entfaltenden Beziehungsaspekte in der konkreten therapeutischen Situation nicht voneinander trennen, sondern stehen in enger Wechselwirkung miteinander. Ich habe sie hier aus darstellungstechnischen Gründen je für sich behandelt, und auch in Super- und Intervisionen sprechen wir häufig von dem einen oder dem anderen Phänomen. Letztlich wirken sie jedoch in einem komplexen Beziehungsgeflecht zusammen. Die konkrete Beziehungsdynamik in einer Psychotherapie stellt die *Resultante* der Prozesse dar, welche die beiden daran Beteiligten, Patient:innen und Therapeut:innen, in die Behandlung hineintragen.

Ich habe dies an den Kollusionsmustern dargestellt, die sich durch das Zusammenspiel unbewusster Bedürfnisse und Ängste von Therapeut:innen und Patient:innen entwickeln können. Eine für die Behandlung positive Variante stellt die Gegenübertragung dar, durch welche die Therapeut:innen beispielsweise Gefühle und Impulse stellvertretend für ihre Patient:innen, denen diese Gefühle (noch) nicht zugänglich sind, wahrnehmen.

Auch bei den Therapievereinbarungen im Rahmen der Arbeitsbeziehung hat sich gezeigt, dass wir bei solchen Abmachungen nicht unbedingt und bei allen Patient:innen von einer »rein rationalen«, übertragungsfreien Kommunikation ausgehen können. Ob und in welchem Ausmaß in solchen Gesprächen Übertragungsdispositionen wirksam werden, hängt zum einen wesentlich von der Persönlichkeit und Erkrankung der Patient:innen ab. Zum anderen wird die Situation aber auch durch die Gegenübertragungsgefühle der Therapeut:innen und die dadurch bedingte Art und Weise, wie sie das Therapieangebot und die Modalitäten der Behandlung beschreiben, mitbestimmt.

1.4 Welche Interventionen verwenden wir in der Psychotherapie und wie wirken sie?

In der Psychotherapie verwenden wir verschiedene, zumeist sprachliche Interventionen, mit denen die Therapeut:innen bestimmte Prozesse bei den Patient:innen in Gang setzen möchten (Sachse, o.J.). Die Interventionen setzen sich nach Sachse aus *verbalen, nonverbalen und paraverbalen Anteilen* zusammen und dienen der Steuerung bestimmter Klient:innenprozesse. Wie ich anhand der in Kapitel 2 geschilderten Patient:innen zeige, spielen in therapeutischen Grenzsituationen häufig nonverbale, handlungsmäßige Interventionen – auf die wir jedoch eher selten vorbereitet sind – eine besondere Rolle.

Wie Sachse ausführt, sollen die Patient:innen durch die Interventionen auf bestimmte Inhalte oder Gefühle aufmerksam gemacht werden oder einen bestimmten Sachverhalt konkreter und präziser wahrnehmen. Interventionen sollen möglichst kurz sein und klar und präzise formuliert sein, sodass sie von den Patient:innen leicht verstanden und verarbeitet werden können.

Wie in Kapitel 2 gezeigt wird, trifft ein weiteres von Sachse genanntes Kriterium, dass Interventionen explizit formuliert sein sollen, sodass sie von den Patient:innen nicht »dekodiert« werden müssen, für therapeutische Grenzsituationen eher selten zu. Die hier verwendeten nonverbalen, handlungsmäßigen Interventionen erschließen sich den Patient:innen auf emotionaler Ebene und entfalten nach meiner Erfahrung ihre Wirkung gerade dadurch, dass sie nicht verbal formuliert, sondern unmittelbar emotional erlebt werden.

Im psychoanalytischen Kontext unterscheiden wir mit Greenson (1973) die folgende Interventionsformen:

- *Konfrontation:* Ein Phänomen wird deutlich gemacht.
- *Klärung:* Das Phänomen wird schärfer herausgestellt, die wichtigsten Einzel-

heiten werden akzentuiert, nicht Dazugehöriges wird ausdrücklich eliminiert.

- *Deutung:* Sie soll den unbewussten Sinn, die Quelle sowie die Art und Weise oder die Ursache eines bestimmten Ereignisses bewusst machen.
- *Durcharbeiten:* Ein wiederholtes, progressives und ausführliches Explorieren der Widerstände, die gegen die Bewusstmachung eingesetzt werden, mit dem Ziel, dass die Patient:innen Einsicht gewinnen und Verhaltensänderungen einleiten können.

Obschon diese Formen als verbale Interventionen gedacht sind, kann man die *Konfrontation* mit bestimmten Inhalten nach meiner Erfahrung auch mit nonverbalen, handlungsmäßigen Interventionen herbeiführen und dadurch zur *Klärung* beitragen. Eigentliche Deutungen sind indes verbaler Art, ebenso wie das darauffolgende Durcharbeiten. Ich stelle dies anhand der Beispiele in Kapitel 2 noch konkreter dar.

1.5 Welche Rolle spielen der Kontext der Behandlung und die Art der Erkrankung bei der therapeutischen Beziehungsgestaltung?

Ich habe bisher pauschal von Patient:innen gesprochen. In der Praxis haben wir es aber mit Patient:innen ganz unterschiedlicher Art zu tun. Dabei spielt zum einen der Arbeitsort der Therapeut:innen und zum anderen die Diagnose der sich in Behandlung Begebenden eine Rolle.

Große Unterschiede bestehen im Hinblick auf den *Arbeitsort der Therapeut:innen* beispielsweise zwischen der Tätigkeit im stationären und im ambulanten Setting. Im Allgemeinen befinden sich im *stationären Bereich* Menschen mit schwereren psychischen Erkrankungen und in akuten Krisen. Sie werden dementsprechend therapeutisch anders behandelt als Menschen im *ambulanten Setting*. Selbstverständlich können auch die Patient:innen, die ambulant behandelt werden, unter schweren psychischen Störungen leiden. Sie sind aber nicht auf einen sie so stark schützenden und stützenden institutionellen Rahmen angewiesen.

Unversehens kann sich ihr Zustand aber auch bei ambulanten Behandlungen krisenhaft zuspitzen und sich die Frage stellen, ob eine ambulante Therapie nach wie vor möglich und zu verantworten ist. Die Entscheidung darüber liegt indes nicht nur bei den Therapeut:innen, sondern hängt häufig auch von der Bereitschaft und der Krankheitseinsicht der Patient:innen ab, sich in einem solchen Augenblick in stationäre Behandlung zu begeben.

Mit dem Arbeitsort hängen nicht nur die Schwere der psychischen Störung, sondern auch *soziale Faktoren* zusammen. So sind die Therapeut:innen mit anderen Patient:innen konfrontiert, wenn sie in einer kirchlich geführten Institution, in einer psychiatrischen Klinik oder einem somatischen Spital, in einer Strafanstalt oder einer Rehabilitationsinstitution arbeiten. Je nach Arbeitsort befinden sich dort Therapeut:innen mit unterschiedlicher Weltanschauung und einem unterschiedlichen Berufsverständnis, und es kommen Patient:innen mit unterschiedlichen Erwartungen und Vorerfahrungen dorthin.

Die Situation wird nochmals komplexer, wenn wir untersuchen, welchen Einfluss die verschiedenen *Diagnosen* auf die Gestaltung der therapeutischen Beziehung haben. Die therapeutische Beziehung gestaltet sich anders, wenn wir es mit Patient:innen mit Anpassungsstörungen (zum Beispiel mit Angst-, Zwangs- und depressiven Störungen) oder mit Posttraumatischen Belastungsstörungen aufgrund von schweren Traumatisierungen (durch Gewalterfahrungen, Krieg und Folter) oder mit Persönlichkeitsstörungen (Borderlinestörung oder Persönlichkeitsstörungen depressiver, schizoider, zwanghafter, abhängiger, ängstlich-vermeidender oder dissozialer Art) zu tun haben. Eine nochmals andere Art der Beziehung entsteht in Behandlungen von psychotischen Patient:innen (Küchenhoff et al., 2020).

Auch wenn sich in jeder Therapie eine ganz individuelle Art von Beziehung entwickelt, kann man doch sagen, dass die Behandlung von Patient:innen mit leichteren psychischen Störungen, zum Beispiel mit Anpassungsstörungen, weitgehend den Mustern folgt, wie sie in der einschlägigen Fachliteratur der verschiedenen Therapieschulen geschildert und in der psychotherapeutischen Weiterbildung vermittelt werden. Je schwerer und chronifizierter die Störungen sind, insbesondere bei der Arbeit mit Menschen mit schweren Persönlichkeitsstörungen auf einem tiefen Funktionsniveau, desto schwieriger gestaltet sich der therapeutische Beziehungsaufbau und desto häufiger kommt es in der Therapie zu Beziehungskonflikten.

Wie erwähnt, stellt das *Funktions- oder Strukturniveau* einer Person eine für die Gestaltung der therapeutischen Beziehung und die Prognose wichtige Dimension dar. Was meinen wir in der Diagnostik mit dem Funktions- bzw. Strukturniveau und inwiefern ist es für die Behandlung von Bedeutung?

Der ursprünglich von Heinz Kohut (1977) geprägte Begriff »Strukturniveau« hat in der psychoanalytischen Literatur im Hinblick auf die Diagnostik wie auch im Zusammenhang mit der Psychotherapie weite Verbreitung gefunden (Kernberg, 1976; 2011; Rudolf, 2011). Das Strukturniveau stellt auch einen Aspekt der Persönlichkeitsorganisation in der Operationalisierten Psychodynamischen

Diagnostik (OPD) dar, mit dem das Niveau der strukturellen Integration und der Strukturpathologie erfasst wird. Die Einordnung erfolgt anhand der sechs Strukturdimensionen Selbstwahrnehmung, Selbststeuerung, Abwehr, Objektwahrnehmung, Kommunikation und Bindung.

Es werden fünf *Strukturniveaus* unterschieden:

- desintegriertes Strukturniveau: schwere psychische Störung;
- gering integriertes (niedriges) Strukturniveau: Borderline-Persönlichkeitsorganisation auf niederem Strukturniveau;
- mäßig integriertes (mittleres) Strukturniveau: Mischung leichterer Strukturpathologien mit einer neurotischen »Konfliktpathologie«, Borderline-Persönlichkeitsorganisation auf höherem Niveau;
- gut integriertes (höheres) Strukturniveau: neurotische Persönlichkeitsorganisation;
- reifes (nichtneurotisches) Strukturniveau: entspricht der psychischen Gesundheit.

Ich erwähne das Strukturniveau hier aus zwei Gründen:

- Zum einen zeigen Patient:innen mit Störungen auf niedrigem und mitunter auch auf mittlerem Strukturniveau eher als Patient:innen mit Störungen auf einem höheren Strukturniveau Verhaltensweisen, welche die Therapeut:innen vor sie irritierende, nicht erwartete Situationen stellen (siehe Kapitel 2) und ein schnelles, »spontanes« Intervenieren erfordern. Wir müssen also eher in der Behandlung von Patient:innen auf niederem Strukturniveau mit solchen Grenzsituationen rechnen.
- Zum anderen werden in der neuen ICD-11 die Persönlichkeitsstörungen nicht mehr im Sinne einer typologischen Auffassung diagnostiziert und nicht mehr wie bisher als depressive, schizoide, zwanghafte, abhängige, ängstlich-vermeidende oder dissoziale Persönlichkeitsstörungen beschrieben. Diese kategoriale Sicht ist zugunsten einer *dimensionalen Diagnostik* aufgegeben worden, die sich an den *Funktionsbeeinträchtigungen* mit den Schweregraden leicht, mittel, schwer orientiert. Es erscheint mir wichtig, dass wir uns schon jetzt mit dieser dimensionalen Auffassung auseinandersetzen, weil wir, sobald die ICD-11 in Kraft tritt, mit dieser veränderten Sicht, die etliche Gemeinsamkeiten mit der psychoanalytischen Diagnostik aufweist, konfrontiert sein werden.

Die verschiedenen Therapieschulen gehen von unterschiedlichen Konzepten über die *Entstehung psychischer Störungen* aus. Die stark auf das Hier und Jetzt ausgerichtete *Kognitive Verhaltenstherapie* versteht die Symptome und Persönlichkeitsentwicklungen der Patient:innen als Folge von schädlichen Lernerfahrungen (Hautzinger, 2011; Linden u. Hautzinger, 2022); eine Variante stellt die um psychodynamische und andere Elemente erweiterte *Schematherapie* (Young, Klosko u. Weishaar, 2008) dar, die davon ausgeht, dass in der Kindheit wie im späteren Leben maladaptive Schemata erworben worden sind, die zu dysfunktionalen Verhaltensweisen führen. Die *psychoanalytischen Konzepte* betonen die frühkindlichen Einflüsse und das daraus resultierende Bindungsverhalten mit spezifischen Bindungsstilen (Köhler, 1992; Strauß, 2022). Demgegenüber stellt das *Mentalisierungskonzept* (Fonagy, 2001) die Mentalisierung in Gestalt eines intersubjektiven Prozesses, der zur Etablierung von Vorstellungen und Repräsentanzen führt, ins Zentrum der Überlegungen. Hier geht es um den transformierenden Austausch von Affekten zwischen dem Kind und seiner Bezugsperson, welche die Affekte des Kindes zunächst aufnimmt, sie spontan mit eigenen Affekten verknüpft und auf diese Weise dazu beiträgt, dass sich im Kind die Vorstellung von der psychischen Innenwelt bildet und vergangene, gegenwärtige und zu erwartende Erfahrungen als »Theory of Mind« verinnerlicht (Ermann, 2024, S. 75). Hilfreich hat sich dieses Konzept zum Verständnis und zur Behandlung schwerer Persönlichkeitsstörungen erwiesen, die als Folge von Mentalisierungsdefiziten verstanden werden.

Welche Modelle auch immer hinter den verschiedenen therapeutischen Ansätzen stehen, vermitteln die Psychotherapieausbildungen doch alle bestimmte, aus diesen Entwicklungstheorien hergeleitete – wenn auch zum Teil divergierende – Behandlungsstrategien und geben den in Ausbildung befindlichen Kolleg:innen Empfehlungen, wie mit den Patient:innen der verschiedenen diagnostischen Gruppen umzugehen ist. Je strukturierter das Vorgehen, zum Beispiel anhand von Manualen, ist, desto klarer sind die Richtlinien, wie die Therapeut:innen in den Behandlungen vorgehen sollen.

Diese Behandlungsempfehlungen beruhen auf langjährigen, zum Teil – wie bei der Psychoanalyse und der Verhaltenstherapie – auf Jahrzehnte langen Erfahrungen und haben sich als effiziente Strategien erwiesen. Dennoch berücksichtigen die Behandlungskonzepte der verschiedenen Therapieschulen selbstverständlich nicht sämtliche Situationen, die sich in Behandlungen ergeben können. Aufgrund äußerer Umstände, infolge von Krisen, in welche die Patient:innen aus emotionalen wie aus sozialen Gründen geraten, aber auch aufgrund problematischer Situationen, in denen sich die Therapeut:innen befinden, kann es in sonst »ruhig« verlaufenden Behandlungen unverhofft zu einer Eskalation von Problemen kommen, die den Rahmen dessen sprengen, auf das die Behandelnden vorbereitet sind. In solchen Grenzsituationen kann es sich als nötig erweisen, die bewährten Behandlungsstrategien außer Kraft zu setzen und spontan ganz individuelle Interventionsformen zu verwenden.

Es ist natürlich nicht möglich, sich auf solche *unerwarteten* und oft auch *unerwartbaren* Situationen vorzubereiten. Dennoch erscheint es mir wichtig, sich vor Augen zu halten, *dass* es zu solchen Ausnahmesituationen kommen kann und *wie* solche Situationen *sich gestalten können*. Es sind zudem im Allgemeinen Situationen, in denen ein spontanes Handeln der Therapeut:innen notwendig ist, was wiederum erheblich von den sonst üblichen Interaktionen zwischen Therapeut:innen und Patient:innen abweicht. Es bleibt dabei in der Regel auch keine Zeit, zunächst zu reflektieren oder mit Kolleg:innen zu besprechen, was hier geschieht und um welche Beziehungsdynamik es in dieser Situation geht.

Wie aus dieser Charakterisierung hervorgeht, können sich die Therapeut:innen plötzlich einer Situation gegenübersehen, die Spontaneität von ihnen fordert, in die sie aber zugleich nicht unreflektiert »hineinstolpern« sollten. Mit dieser Formulierung skizziere ich im Grunde die Quadratur des Kreises, denn das Wesen spontanen Handelns ist es ja gerade, nicht reflektierend mit der betreffenden Situation umgehen zu müssen bzw. zu können.

Dennoch ist mein Eindruck aufgrund der mehr als 50-jährigen therapeutischen Erfahrungen, die ich mit derartigen Grenzsituationen gemacht habe, dass es so etwas wie eine *»reflektierte Spontaneität«* gibt. Diese Haltung kann über die Zeit hin, in der wir therapeutisch tätig sind, entstehen. Sie kann aber, so meine Hoffnung und so das Anliegen dieses Buches, auch gefördert werden, indem wir uns damit auseinandersetzen, welcher Art solche Grenzsituationen sind und wie ein konstruktives, therapeutisch sinnvolles Verhalten dabei aussehen kann, oder auch, was in einer solchen Situation unbedingt zu vermeiden wäre.

Kapitel 2: Therapeutische Grenzsituationen

In diesem zweiten, umfangreichsten Kapitel schildere ich verschiedene Situationen, die ich im Verlauf meiner therapeutischen Tätigkeit erlebt habe. Es sind Erfahrungen, die mich in den Therapiesitzungen zum Teil extrem irritiert, mitunter in große Angst und Sorge versetzt haben, denen ich ratlos gegenübergestanden bin und/oder die mich während längerer Zeit emotional intensiv beschäftigt und belastet haben. Bei aller Verschiedenheit waren es immer Situationen, die unerwartet kamen und von denen in meiner psychotherapeutischen Ausbildung nie die Rede gewesen war.

Auch wenn ich mit zunehmender Berufserfahrung eher darauf gefasst war, dass es bei bestimmten Patient:innen zu solchen Grenzsituationen kommen könnte, war ich in der konkreten Situation letztlich nicht darauf vorbereitet und hatte keine therapeutischen Strategien, wie ich damit in konstruktiver Weise umgehen könnte. Vielfach war ich allein auf mein »Bauchgefühl« angewiesen. Dieses hat vermutlich nicht nur rein intuitiv reagiert, sondern in meine Reaktionen sind sicher auch die therapeutischen Erfahrungen und mein theoretisches Wissen um psychodynamische Zusammenhänge eingegangen. Dennoch habe ich mich eigentlich regelhaft in solchen Situation hilflos erlebt, weitgehend schutzlos dem Gefühl von Ohnmacht ausgeliefert.

Nach solchen therapeutischen Ausnahmesituationen war es mir zwar möglich, durch Selbstreflexion sowie Super- und Intervision »den Kopf wieder über Wasser« zu bekommen. Die emotionale Wirkung auf mich war jedoch stets außergewöhnlich stark. Ich habe dies nicht zuletzt dadurch gespürt, dass ich bei der Konzeption dieses Buches keine Mühe hatte, mich an solche Situationen zu erinnern. Sie fielen mir sofort wieder ein und standen mir kognitiv wie emotional in allen Einzelheiten vor Augen.

Da es sich größtenteils um Situationen handelt, die etliche Zeit, zum Teil viele Jahre bis Jahrzehnte zurückliegen, waren mir die Namen der betreffenden Patient:innen oft nicht mehr präsent und auch nicht auffindbar. Von einigen weiß ich, dass sie nicht mehr leben. Dementsprechend konnte ich die Patient:innen, über die ich im Folgenden berichten werde, auch nicht um die Erlaubnis bitten, die mit ihnen erlebten Therapiesequenzen zu publizieren.

Die Anonymität der Patient:innen ist aber insofern gewährleistet, als ich keine biografischen Informationen geben werde, die Rückschlüsse auf die Patient:innen zulassen. Ich werde vielmehr in erster Linie die betreffende Situation schildern. Dies reicht im vorliegenden Kontext auch völlig aus, da es vor allem um die Beziehungsdynamik und die Interaktion zwischen den Patient:innen und mir geht. Wenn es zum Verständnis der Situation wichtig ist, biografische Informationen zu geben, werde ich diese sehr stark verändern, sodass keine konkrete Person erkennbar sein wird. Der Persönlichkeitsschutz ist auch insofern gewährleistet, als es Situationen sind, die nur wir beide, die/der Patient:in und ich, zusammen erlebt haben und von denen Dritte bisher nie erfahren haben.

Im Folgenden werde ich jeweils eine kasuistische Vignette darstellen, interpretieren und Schlüsse daraus ziehen. Auf diese Weise hoffe ich, die Leser:innen wenigstens ein Stück weit für den Umgang mit therapeutischen Grenzsituationen sensibilisieren zu können und zum Nachdenken darüber anzuregen. Besonders fruchtbar wäre es natürlich, wenn darüber auch Gespräche mit Kolleg:innen entstünden. Auf Konsequenzen für die psychotherapeutische Ausbildung gehe ich in Kapitel 3 noch ausführlicher ein.

2.1 »Sagen Sie mir jetzt noch Ciao?«

Im ersten, vergleichsweise harmlosen und in der Dynamik nicht extrem außergewöhnlichen Beispiel geht es um die Therapie von Manfred (Pseudonym), einem bei Behandlungsbeginn zwölfjährigen Jungen mit schweren Verhaltensstörungen (ich habe diese Therapie an anderer Stelle, 2003, in ausführlicher Form dargestellt).

In einem ersten telefonischen Kontakt überschüttete mich Manfreds Mutter geradezu mit einer Flut von Klagen über den Sohn, der »die ganze Familie in eine unerträgliche Situation« bringe, sie in dauernden Ängsten schweben lasse, er könne »wieder etwas Verrücktes anstellen«. Sie könne ihn deshalb keinen Augenblick allein lassen. Er stehle ihr, dem Vater und den Geschwistern Geld, entwende an Kiosken und in Warenhäusern fast wahllos »alles, was nicht niet- und nagelfest« sei, Süßigkeiten, Spielwaren, Bleistifte und Radiergummis, aber auch völlig »nutzloses Zeug« wie Knöpfe, Haushaltsgegenstände und Handwerkszeug, was er nachher meist wegwerfe. Immer wieder entdecke sie unter seinem Bett und in seinem Schrank auch

Esswaren, die er mitunter nur teilweise gegessen habe und verschimmeln lasse, sowie »Horror- und Schundromane«, insbesondere für sein Alter völlig ungeeignete brutale Krimis. Hinzu komme eine »extreme Aggressivität«. Beim geringsten Anlass gerate Manfred in Wut und sei dann »völlig außer Kontrolle«. So habe er vor Kurzem seinem jüngeren Bruder aus völlig unklaren Gründen einen Stuhl über den Kopf geschlagen, und es sei »ein Glücksfall«, dass der Bruder keine schweren Verletzungen davongetragen habe.

Hinzu komme, dass die Privatschule – es sei bereits die dritte Schule, die Manfred besuche –, sich weigere, ihn weiterhin am Unterricht teilnehmen zu lassen. Er sei nicht am Platz zu halten, sondern laufe während des Unterrichts im Klassenzimmer umher oder gehe einfach nach draußen. Er schreibe »kreuz und quer über die Heftseiten« und sei gegenüber den Mitschülerinnen und Mitschülern, aber auch gegenüber den Lehrpersonen aggressiv, sodass alle wegen seiner Unberechenbarkeit Angst vor ihm hätten.

Angesichts dieser dramatischen Situation zögerte ich zunächst, die Behandlung zu übernehmen, zumal ich mir die Frage stellte, ob eine ambulante Therapie in dieser Situation überhaupt möglich sei und ob nicht zumindest zunächst ein stationärer Aufenthalt indiziert sei. Meine Zweifel wurden noch verstärkt, als ich erfuhr, dass bereits zwei frühere Therapieversuche an Manfreds Vater »gescheitert« seien, weil er sich strikt geweigert habe, an familientherapeutischen Sitzungen, welche die damaligen Therapeut:innen für unbedingt notwendig gehalten hätten, teilzunehmen.

Hatte ich aufgrund der Vorinformationen der Mutter erwartet, in Manfred ein expansives, aggressives Kind kennenzulernen, so sah ich mich beim ersten Zusammentreffen mit ihm einer völlig anderen, mich nochmals irritierenden Situation gegenüber: An der Hand seiner Mutter trat ein für sein Alter relativ kleiner, etwas adipöser, blasser Junge in mein Sprechzimmer, der einen ausgesprochen passiven, unterintelligenten Eindruck auf mich machte. Einerseits stumpf wirkend, seine Umgebung anscheinend kaum wahrnehmend und, erst auf Aufforderung der Mutter, mir wie geistesabwesend die Hand zur Begrüßung hinstreckend, fixierte er andererseits mitunter ganz plötzlich irgendeinen Gegenstand in seiner Nähe. Blickkontakt mit mir oder seiner Mutter vermied er anfangs völlig und saß, dumpf vor sich hinbrütend und mitunter unverständlich vor sich hin murmelnd, neben der Mutter, die sofort begann, mich mit einem Schwall von – anklagenden – Klagen über den Sohn zu überschütten.

Erst in einer späteren Phase des Gesprächs, in dessen Verlauf sich Manfred spontan nicht äußerte, schoss mitunter wie hinter einem Vorhang, der sich für Sekunden öffnete, plötzlich ein scharfer Blick von ihm hervor und verlieh seinem sonst schlaffen, teilnahmslosen Gesichtsausdruck etwas Lauerndes. Dies waren die einzigen sichtbaren Anzeichen dafür, dass Manfred überhaupt wahrnahm, was um ihn herum vor sich ging. In der Zeit, in der er dumpf vor sich hinbrütend und immer wieder etwas Unverständliches murmelnd dasaß, entstand bei mir der Eindruck, er habe sich in seine – psychotische? – Welt zurückgezogen. Auf Fragen meinerseits reagierte er mit Schulterzucken, mit einem ausweichenden »Ich weiß nicht« und gelegentlich mit dem Hinweis, es sei so, wie die Mutter es schildere.

In der sich über mehr als fünf Jahre erstreckenden Psychotherapie erlebte ich, insbesondere zu Beginn, viele Situationen, in denen ich mich sehr unsicher fühlte, wie es mir gelingen könnte, eine Beziehung zu Manfred herzustellen, und wie ich sein auch mir gegenüber oft ausgesprochen aggressives Verhalten verstehen und begrenzen könnte. Auch wenn ich ihn innerhalb der intensiven Behandlung mit anfangs zwei Sitzungen pro Woche immer besser kennenlernte und sich langsam eine Beziehung zwischen uns entwickelte, stellte Manfred mich doch mehrfach vor Situationen, die mich verunsicherten und in denen mir kaum Zeit blieb, mir eine therapeutisch sinnvolle Reaktion auf sein Verhalten zu überlegen.

Eine solche Situation war die folgende, die sich im zweiten Therapiejahr ereignete: Es war ein regnerischer Tag, als wir nach einer Sitzung, in der es um massive Gewaltfantasien von Manfred und heftige Wutimpulse gegangen war, zusammen die Therapieinstitution verließen. Als ich mich von Manfred wie üblich verabschieden wollte, zögerte er, schaute mich prüfend an und fuhr mit seiner rechten Hand durch eine der Pfützen auf der Straße. Dann streckte er mir diese schmutzige Hand entgegen und fragte mich: »Sagen Sie mir jetzt noch Ciao?«

Es blieb mir nur eine sehr kurze Zeit, um zu überlegen, welche Botschaft hinter dieser Handlung lag. Ich vermutete, dass die Frage hieß: »Sind Sie bereit, mich mit all dem Schmutz, von dem in der Therapiesitzung die Rede war, zu akzeptieren?« Ohne lange zu überlegen, ergriff ich seine Hand und sagte: »Damit kannst du mich nicht erschrecken, Manfred.«

Manfred drückte daraufhin meine Hand stark, sodass ich die Schmutzpartikel und den Sand aus der Pfütze schmerzhaft auf meiner Haut spürte, und hielt sie einige Sekunden lang fest. Dabei warf er mir einen durchdringenden, fragenden Blick zu, der mich emotional tief berührte, und wischte sich mit der sauberen Hand über die Augen. »Wischt er sich eine Träne weg?«, fragte ich mich. Dann ließ Manfred meine Hand los, sagte »Ciao« und ging. Nach ein paar Schritten drehte er sich noch einmal um, schaute zu mir und winkte mir zu. »Als ob er sich versichern will, dass ich noch da bin«, dachte ich.

Eine Situation ähnlich wie die geschilderte Begebenheit haben vermutlich etliche Therapeut:innen schon erlebt. Gerade in der therapeutischen Arbeit mit Kindern und Jugendlichen kommt es immer wieder zu Situationen, in denen wir spontan handeln müssen und uns nicht – wie in Psychotherapien mit erwachsenen Patient:innen im üblichen Setting, einander gegenübersitzend – Zeit bleibt, uns zu überlegen, wie wir auf die Äußerungen der Patient:innen reagieren wollen.

Das Besondere in der geschilderten Therapiesequenz mit Manfred ist aber, dass er in einer Art handelte, die mich trotz all der Verhaltensauffälligkeiten, die er sonst bot, *total verblüffte.* Hinzu kam, dass ich bei ihm wie bei mir eine *starke emotionale Beteiligung* mit ausgeprägter *Ambivalenz* spürte. Diese Ambivalenz zeigte sich – bei uns beiden! – in verschiedener Weise: Darin, dass Manfred mir zum Abschied seine schmutzige Hand entgegenstreckte, lag ein eindeutiges Näheangebot, das aber zugleich darauf angelegt war, dass es meinerseits zur Zurückweisung hätte führen können. Die gleiche Ambivalenz spürte ich auch in mir, da mein erster Impuls war, die Berührung mit seiner Hand abzulehnen, sein durchdringender, fragender Blick zugleich aber in mir, ohne langes Nachdenken, den Impuls auslöste, seine Hand zu ergreifen, was ich dann ja auch tat.

Eine weitere Ambivalenz zeigte sich bei Manfred darin, dass er meine Hand ungewöhnlich heftig und lange drückte – und dadurch wieder eine besondere Nähe herstellte –, wobei dieser Händedruck bei mir aber Schmerzen auslöste und ich den Impuls spürte, meine Hand aus seinem Griff zu befreien. Dass Manfred in dieser Situation vermutlich Tränen in den Augen hatte, die er verstohlen wegwischte, zeigte seine tiefe emotionale Berührung, die noch einmal zum Ausdruck kam, als er sich nach dem Abschied von mir nach ein paar Schritten noch einmal umdrehte, zu mir schaute und mir zuwinkte – so als ob er sich versichern wollte, dass ich noch da war, das heißt, ob ich die Berührung mit seiner Destruktivität »überlebt« hätte.

Bei der nachträglichen Reflexion dieser Episode fiel mir ein Bild ein, das Manfred einige Zeit zuvor mit Wachskreiden auf großflächiges Papier gemalt hatte. In dieser Zeit malte er oft etwas und ließ mich raten, worum es hier ging. Daraufhin pflegte er mir eine Geschichte zu dem Bild zu erzählen und malte das Bild oft auch weiter. Das Bild, das mir nach dem Abschied sagen mit der schmutzigen Hand einfiel, war folgendes:

Manfred hatte die voneinander abgewandten Köpfe von zwei Personen gemalt und dazu erzählt, der eine (auf der rechten Bildseite) sei ein Professor, der »Mist« erzähle. Er habe gesagt, man könne aus einem Fisch einen Hund machen (Manfred hatte Hunde sehr gern, vor allem liebte er das weiche, warme Fell der Tiere). Der andere Mensch (auf der linken Blattseite) würde den Professor nicht anschauen, weil er das, was der Professor sage, nicht hören wolle. Wenn man sich nicht ansehe, könne man nämlich auch nichts hören (Manfred hielt sich in dieser Phase der Therapie tatsächlich auch, wenn er eine Äußerung von mir nicht aufnehmen wollte, demonstrativ Augen und Ohren zu). Es sei unmöglich, einen Fisch in einen Hund zu verwandeln.

Auf meine Intervention hin, der andere höre es vielleicht doch, auch wenn sich die beiden nicht ansähen, malte Manfred mit dicken Strichen eine Mauer zwischen die beiden Gesichter. Meinen nochmaligen Interventionsversuch (Ich fände es schade, wenn gar keine Verbindung zwischen den beiden zustande kommen könnte; vielleicht gebe es ja eine Tür in dieser Mauer.) kommentierte Manfred mit den Worten: »Er will schon, dass der Professor durch die Tür kommt. Aber trotzdem läuft er dann weg.« Ich habe Manfred daraufhin gesagt, dass der Professor es sicherlich respektieren werde, wenn der andere es gar nicht aushalte, dazubleiben. Zugleich vertraute ich aber darauf, dass die Worte den anderen doch letztlich erreichten.

Bei der Reflexion über die Episode beim Abschiednehmen nach der Therapiesitzung, in der es um Manfreds Destruktivität gegangen war, wurde mir Folgendes klar: In dem beschriebenen Bild und in der von Manfred dazu erzählten Geschichte sowie in meinen Interventionen und Manfreds Reaktionen darauf zeigt sich deutlich die starke *Ambivalenz hinsichtlich Nähe und Distanz,* die Manfred in handelnder Form auch bei unserem Abschied ausgedrückt hatte. Während er in der bildhaften Darstellung noch jegliche Nähe verweigert hatte, war er nun schon fähig, Nähe zuzulassen, wenn auch immer noch vor allem in negativer, aggressiver Form, die beim Gegenüber Zurückweisung zu provozieren versuchte.

2.2 »Eine Indiskretion könnte verheerende Folgen auf seinen Zustand haben!«

Herr L., ein 40-jähriger Patient, der in einer engen, symbiotischen Beziehung mit seinen betagten Eltern lebte und seit der Schulzeit keinerlei Kontakte zu Menschen außerhalb des Elternhauses unterhalten hatte, gab in der Therapie immer wieder zu erkennen, wie vereinsamt er sei und wie unfähig er sich fühle, mit anderen Menschen, so auch mit mir als seinem Therapeuten, Kontakt aufzunehmen und zu unterhalten. Gemäß seiner Schilderung hatten die Eltern von jeher in alles, was Herr L. zu tun versucht hatte, sofort eingegriffen und hatten beim ihm ein bis ins Paranoide gehendes Misstrauen gegen jeden Menschen, der nicht zur Gruppe Mutter-Vater-Sohn gehörte, gefördert.

In unseren therapeutischen Gesprächen erlebte nun dieser Mann, der unter einer schweren Persönlichkeitsstörung litt, neben seiner Angst vor jeglichem Kontakt zu einer Person außerhalb des Elternhauses, zunehmend seine ungeheuren Zuwendungswünsche. Wiederholt bezeichnete er sich selbst sogar als »kontaktsüchtig«.

Die sich in kleinen Schritten anbahnende Lösung von Herrn L. aus der symbiotischen Verschmelzung mit den Eltern hatte für das Familiensystem zur Folge, dass das bisherige intrafamiliäre Gleichgewicht empfindlich gestört wurde. Während Herr L. langsam an Selbstständigkeit gewann und ihm zum Teil schmerzlich bewusst wurde, dass er jahrzehntelang auf Autonomie verzichtet hatte, resultierte aus dieser für den Patienten heilsamen Veränderung für die Eltern eine erhebliche Belastung. Aus den Angaben von Herrn L. war zu entnehmen, dass die Eltern sich in ironischer Weise über seine Therapie äußerten und mit Doublebind-Signalen den Sohn gelegentlich in große Verwirrung brachten. So signalisierten sie nonverbal zum Beispiel ihren Wunsch, der Sohn solle unter keinen Umständen zum Therapeuten gehen, brachten verbal aber gleichzeitig - in sarkastischen Worten - zum Ausdruck, Herr L. solle doch schnell zum Therapeuten laufen und sich »dort wieder ausheulen«.

In dieser Situation schrieb mir die Mutter einen Brief, in dem sie mich inständig bat, alles für den Sohn zu tun, was in meiner Macht stehe. Einerseits betonte sie, wie krank Herr L. sei und wie sich ihrer Ansicht nach »die Situation mit unserem Sohn stark zuspitzt«. Andererseits empörte sie sich über das äußere Erscheinungsbild des Sohnes (der zum Teil extravagant gekleidet war) und gab ihrer Befürchtung Ausdruck, sie und ihr Mann könnten »zum Gespött« der Umgebung werden.

Sie fuhr im Brief fort: »Wir sind im Alter von 74 und 79 Jahren, und wenn es so weitergeht, sehen wir uns genötigt, unser Häuschen, in dem wir glaubten, einen friedlichen Lebensabend verbringen zu können, zu verkaufen. Es bliebe uns dann nur noch das Altersheim. Wir haben unserem Sohn schon angedeutet, dass es noch so weit kommen werde. Er weint dann und sagt, dass wir ihn nicht mehr lieb hätten. Er ist ein kranker und bedauernswerter Mensch, dem unbedingt geholfen werden sollte.«

Die Mutter hob ausdrücklich hervor, dass der Sohn bisher jegliche Behandlung verweigert habe, jetzt aber zu mir großes Vertrauen gewonnen habe. »Dies sollten wir auf keinen Fall zerstören.« Sie bat mich um einen Termin für ein Gespräch und schloss den Brief mit dem Hinweis, der Sohn dürfe »unter keinen Umständen erfahren«, dass sie an mich geschrieben habe. »Mit Rücksicht auf seinen krankhaften Zustand bitte ich Sie um Diskretion. Eine Indiskretion könnte verheerende Folgen auf seinen Zustand haben.«

Diese Bitte der Mutter brachte mich in große Bedrängnis. Ich hatte Herrn L. (wie allen mich aufsuchenden Patient:innen) aber angesichts seiner komplizierten familiären Situation und in Anbetracht seiner Schwierigkeit, Vertrauen zu anderen Menschen zu haben, ganz ausdrücklich zugesichert, dass ich keinen Kontakt zu Drittpersonen aufnehmen würde, ohne dies vorher ausführlich mit ihm besprochen und sein Einverständnis dazu eingeholt zu haben. An diese Abmachung fühlte ich mich unter allen Umständen gebunden. Zugleich aber artikulierte sich in der Warnung der Mutter, dem Sohn nichts von ihrem Brief zu sagen, nicht nur die Tendenz der Eltern, in jede außerfamiliäre Beziehung des Sohnes einzugreifen. Mir war vielmehr durchaus klar, dass ihn ein offenes Gespräch über den Brief tatsächlich in eine schwere Krise stürzen könnte.

Zu welchem Vorgehen ich mich auch immer entschließen würde – in jedem Fall musste ich ein nicht unerhebliches, in seinen Folgen nicht kalkulierbares Risiko auf mich nehmen. Die Berufung auf eine Abmachung und auf das Prinzip völliger Transparenz mag in Situationen wie der geschilderten legitim – und therapeutisch sinnvoll – sein. Dies bedeutet aber noch nicht, dass dieses Verhalten ethisch gerechtfertigt und zum Nutzen des Patienten wäre. Es könnte im Gegenteil eine Grausamkeit dem Patienten gegenüber sein, eine Grausamkeit, die ich im Namen der »Wahrhaftigkeit« begehen würde.

Glücklicherweise hatte ich nach Erhalt des Briefes bis zur nächsten Konsultation von Herrn L. zwei Tage Zeit, um mir zu überlegen, wie ich mit dieser Situation umgehen könnte. Ich konnte auch die Gelegenheit nutzen, mit einer Kollegin und einem Kollegen in der Intervision darüber zu sprechen. Die beiden vertraten indes völlig gegensätzliche Standpunkte: Während die Kollegin fand, ich müsse die Situation unbedingt offen mit dem Patienten besprechen, war der Kollege der Ansicht, dass die Mitteilung von mir, diesen Brief erhalten zu haben, den Patienten so erschüttern könnte, dass ich mit der Gefahr eines Suizids rechnen müsse. Die Mutter hatte in ihrem Brief ja auch von den »verheerenden Folgen« gesprochen.

Ich befand mich hier in einem therapeutischen wie ethischen Dilemma und war mir darüber klar, dass jede Entscheidung, die ich treffen würde, ein großes Risiko für den Patienten in sich bergen würde. Trotz aller ambivalenten Gefühle, die mich in den Tagen vor dem nächsten Zusammentreffen mit dem Patienten erfüllten und mich in diesen Tagen auch in der Freizeit permanent beschäftigten, war für mich klar, dass ich mit dem Patienten über den Brief sprechen musste. So schwer mir diese Entscheidung auch in Anbetracht der Gefahr, dass ihn diese Information in eine tiefe Krise stürzen könnte, auch fiel, stand die Zusage, die ich ihm bei Beginn der Therapie bezüglich absoluter Offenheit gegeben hatte, für mich im Zentrum.

Hinzu kam, dass ja gerade die Erfahrung in der Vergangenheit, dass die Eltern permanent in sein Leben eingegriffen und letztlich alle Beziehungen, die er versucht hatte, außerhalb der Familie aufzunehmen, verunmöglicht hatten, für ihn ein schweres Trauma darstellte. Ihm die Existenz des Briefes zu verschweigen, wäre nach meiner Ansicht einer weiteren Traumatisierung gleichgekommen.

Nach reiflicher Überlegung entschloss ich mich, das Risiko und die Verantwortung auf mich zu nehmen und, entgegen dem Wunsch der Mutter, mit Herrn L. über den Erhalt des Briefes zu sprechen. Ich teilte ihm auch mit, dass ich zwar die Not und Beunruhigung der Eltern, die nun angesichts seiner Ablösung mit einer ihnen völlig fremden Situation konfrontiert seien, verstünde, dass ich ihm aber in der Therapie einen Raum gewähren möchte, der nur ihm gehöre und in den niemand anderes eindringen dürfe. Insofern sei ich eigentlich auch wenig geneigt, die Eltern zu einem Gespräch zu empfangen, es sei denn, Herr L. lege großen Wert darauf. In diesem Fall würde ich ein solches Gespräch aber nur in Anwesenheit des Patienten führen.

Tatsächlich war Herr L. - wie die Mutter angedeutet hatte - sehr betroffen und verzweifelt. Er brach in Tränen aus und meinte, nun sei es mit unserer Beziehung genauso wie mit allen seinen früheren Versuchen, Kontakt zu Menschen außerhalb des familiären Bereichs aufzunehmen. Immer hätten die Eltern eingegriffen und stets hätten sie damit alles zerstört. Er wolle unter keinen Umständen, dass die Eltern zu mir kämen. Allein durch die Tatsache, dass die Mutter sich an mich gewendet habe, habe unsere Beziehung gelitten. »Es ist wie mit einem kostbaren Möbelstück, das einen tiefen Kratzer bekommen hat.«

Herr L. war verzweifelt, weinte und klagte, so könne er nicht weiterleben, immer werde von den Eltern alles zerstört, was ihm wichtig sei. Er fühle sich angesichts dieser Eingriffe in sein Leben völlig hilflos und verzweifelt. Ich habe Herrn L. offen gesagt, dass mich die Situation, in der wir jetzt seien, sehr beschäftigt und beunruhigt habe, es für mich aber keine andere Entscheidung gegeben habe, als ihn über den Brief zu informieren. Unter Tränen meinte der Patient, mein Vorgehen sei absolut richtig gewesen. »Es ist das erste Mal in meinem Leben, dass jemand mir gegenüber absolut offen ist und hinter mir steht. Ich bin jetzt zwar total verwirrt und weiß nicht, wie es weitergehen soll. Falls Sie mir den Brief aber verschwiegen hätten und ich das jemals erfahren hätte, hätte ich jegliches Vertrauen in Sie verloren und hätte den Kontakt zu Ihnen sofort und für immer abgebrochen!«

Da Herr L. völlig verzweifelt war und offen von suizidalen Impulsen sprach, habe ich ihn gefragt, ob er denke, dass ein ein- oder zweitägiger Aufenthalt in der Kriseninterventionsstation, die wir am Universitätsspital führten, sinnvoll sei. Er lehnte diesen Vorschlag jedoch ab. Ich habe ihn deshalb gebeten, am Nachmittag des gleichen Tages noch einmal zu mir zu kommen, damit wir nochmals miteinander über die Situation sprechen könnten. Der Patient willigte ein. Trotzdem war ich höchst beunruhigt und habe mir während der Mittagspause große Sorgen um Herrn L. gemacht. Nachmittags kam er pünktlich. Er hatte sich zwar etwas beruhigt, war aber nach wie vor sehr angespannt und brach immer wieder in Tränen aus. Meinen Vorschlag, dass wir uns am folgenden Tag noch einmal zu einer Sitzung treffen sollten, nahm er dankbar an.

Die durch den Brief der Mutter ausgelöste Krise beschäftigte uns zwar noch in etlichen Sitzungen. Sie erwies sich aber letztlich insofern doch als konstruktiv, als Herr L. sich zunehmend in die therapeutische Beziehung einlassen konnte und ihm weitere Schritte in seiner Autonomieentwicklung gelangen.

Bei der Schilderung dieser Sequenz ist es mir nicht in erster Linie um *behandlungs»technische«* Aspekte gegangen. Ich habe dieses Beispiel vielmehr gewählt, weil ich damit eine Therapiesituation beschreiben möchte, die uns als Behandelnde in emotionale und ethische Konflikte stürzen und damit sehr belastend für uns werden kann. Charakteristisch für solche Situationen ist vor allem, dass wir unter dem Eindruck stehen, dass wir, *egal was wir tun, immer etwas »falsch« machen und ein unkalkulierbares Risiko eingehen.*

Im Sinne des in Kapitel 1.1 geschilderten Beziehungskonzepts von Crain (2025) kann man sagen, dass Herr L. in der Beziehung zu seinen Eltern ein ihn einengendes, symbiotische Beziehungsnetz erlebt hatte, das ihm kein Streben nach Ungleichheit und Individualität erlaubte. In der Behandlung kam es darauf an, ihn sein Streben nach Gleichheit und Anerkennung (er)leben zu lassen unter Respektierung seines Strebens nach Ungleichheit und Individualität. Durch das Eingreifen der Eltern in den Therapieraum war dieser Prozess gefährdet worden. Durch unbedingte Offenheit meinerseits konnte eine völlige Zerstörung des sich langsam entwickelnden Vertrauens verhindert werden.

2.3 »Hat Herr Rauchfleisch seine Verletzung behandeln lassen?«

Das folgende Beispiel dient der Illustration von Situationen, in denen wir durch eine Aktion von Patient:innen so stark emotional betroffen sind, dass wir unter Umständen vergessen, auf unsere persönliche Unversehrtheit zu achten. Auch für derartige Situationen lassen sich keine »Rezepte« formulieren. Gerade deshalb erscheint es mir aber wichtig, darzustellen, was passieren kann und wie wir darauf reagieren.

Herr M., ein junger Mann Ende 20 mit einer schweren Persönlichkeitsstörung, geriet in Krisensituationen immer wieder in massive Suizidalität. Einige Male war er im Rahmen solcher Krisen notfallmäßig in eine psychiatrische Klinik eingewiesen worden. Die therapeutische Schwierigkeit bestand bei ihm darin, dass die suizidalen Impulse plötzlich, durch einen, von außen gesehen, geringfügigen Anlass (zum Beispiel eine Kränkung, einen Misserfolg oder durch die Konfrontation mit einem ihn belastenden Konflikt) ausgelöst werden konnten. In solchen Situationen spielte Alkohol eine erhebliche Rolle, da er sich dadurch enthemmte und sich noch weniger steuern konnte, als es sonst schon der Fall war. Es war deshalb nicht vorhersehbar, wann er suizidal reagieren würde und wie schwerwiegend die Schädigungen sein würden, die er sich zufügte.

Während meiner Tätigkeit in der Psychiatrischen Universitätspoliklinik war ich morgens meist früh gegen 7 Uhr in der Poliklinik. Um diese Zeit war im Allgemeinen niemand dort anwesend. Nur die Frau, die für die Reinigung zuständig war, arbeitete dort, bevor die übrigen Mitarbeiter:innen kamen. Die Tür zur Poliklinik war um diese Zeit verschlossen.

An einem Morgen klopfte jemand heftig an die Tür meines Sprechzimmers. Da ich annahm, es sei die Frau vom Reinigungsdienst, ging ich zur Tür und öffnete sie. Vor mir stand Herr M., offensichtlich angetrunken. Er hielt ein Küchenmesser mit scharfer Klinge in der Hand und schrie, er werde sich umbringen, »jetzt, hier, vor Ihren Augen«. Dabei begann er, sich am linken Handgelenk zu schneiden, sodass Blut über seinen Arm lief und auf den Boden tropfte. Ich war aufs Höchste beunruhigt und voller Angst, dass er sich lebensgefährlich verletzen würde. Zugleich wusste ich, dass niemand außer der Reinigungsfrau, die dem Patienten offenbar die Abteilungstüre geöffnet hatte, und mir auf der Abteilung war, ich also auch niemanden zu Hilfe rufen konnte.

Mein Versuch, ihn zu bewegen, mir das Messer zu geben, hatte keinen Erfolg, sondern ließ die Situation noch weiter eskalieren: Herr M. setzte die Spitze des Messers an seinen Hals und drohte, sie in seinen Hals zu stechen. Meine Panik wurde immer größer und ich überlegte verzweifelt, was ich tun könnte, wobei mir aber klar war, dass ich allein mit der Situation fertig werden musste, da außer mir nur die Reinigungsfrau, die ich nicht zusätzlich in Gefahr bringen durfte, anwesend war.

Ich versuchte weiter, dem Patienten zuzureden, dass er mir das Messer geben solle und wir dann in Ruhe miteinander darüber sprechen könnten, was die Ursache seiner Verzweiflung sei. Herr M. ließ sich jedoch nicht beruhigen, sondern wandte sich voller Wut gegen mich und beschuldigte mich: »Sie sind genau wie alle anderen! Sie helfen mir nicht, sondern sind gegen mich und lassen mich im Stich, wenn ich Ihre Hilfe brauche. Ich ertrage das nicht mehr.«

Um ihn dazu zu bewegen, mir das Messer, dessen Spitze er immer wieder in seinen Hals bohrte, zu geben, näherte ich mich ihm langsam und bat ihn: »Bitte geben Sie mir das Messer. Dann kommen Sie in mein Zimmer und wir sprechen in Ruhe miteinander.« Herr M. wich einen Schritt zurück und bohrte die Spitze des Messers tiefer in seinen Hals, sodass ich fürchtete, er werde jeden Moment die Haut durchbohren. Ohne lange nachzudenken, ging ich auf ihn zu und versuchte, ihm das Messer wegzunehmen. Offensichtlich war er auf meinen Zugriff nicht gefasst, sodass es mir gelang, ihm das Messer zu entwinden. Da es aber blutverschmiert war, rutschte ich, als ich es ihm entriss, am Griff ab und schnitt mich an der Hand. In der Aufregung bemerkte ich das allerdings nicht.

Herr M. war durch mein Verhalten offensichtlich total irritiert und folgte meiner Aufforderung, sich in meinem Zimmer auf den Stuhl zu setzen. Ich rief bei der Stelle der Sicherheitskräfte an und bat, dass jemand komme und Herrn M. zur Notfallstation bringe, weil er sich am Handgelenk verletzt habe. Wenig später erschien ein Mitarbeiter des Sicherheitsdienstes, was bei Herrn M. aber einen neuen Wutanfall auslöste. Er schrie, niemals werde er mit zur Notfallstation gehen, er wolle sich umbringen, das Leben habe keinen Sinn mehr für ihn. Da der Sicherheitsbeamte daraufhin zögerte, den Patienten zur Notfallstation zu begleiten, entschied ich, ich würde ihn selbst dorthin bringen. Herr M. wollte auch dieser Aufforderung zuerst nicht folgen, war dann aber bereit, mit mir zu gehen.

Auf der Notfallstation übergab ich Herrn M. den dort tätigen Pflegefachleuten, verabschiedete mich von ihm und gab ihm einen Termin für ein Gespräch am Nachmittag. Erst als ich wieder in der Poliklinik war, bemerkte ich, dass ich mich ja beim Entwinden des Messers selbst an der Innenhand verletzt hatte. Ich reinigte die Hand und versorgte die relativ kleine Wunde mit einem Pflaster.

Eine halbe Stunde später rief mich der Pflegefachmann der Notfallstation an und sagte mir, Herr M. habe mehrfach gefragt: »Hat Herr Rauchfleisch seine Verletzung behandeln lassen?« Er habe mich nicht verletzt, da sei er absolut sicher. Er habe aber beobachtet, dass ich mich beim Versuch, ihm das Messer zu entwinden, selbst geschnitten hätte. Herr M. habe dem Pflegefachmann keine Ruhe gelassen, bis er sich bereit erklärt habe, mich anzurufen und zu fragen, ob ich mich tatsächlich verletzt hätte.

Ich bestätigte, dass ich mich tatsächlich mit dem vom Blut des Patienten verschmierten Messer leicht verletzt hätte, die Hand aber gereinigt und die Wunde mit einem Pflaster versorgt hätte. Der Pflegefachmann meinte, es sei nicht mein Ernst, dass ich die Wunde nur mit einem Pflaster versorgt habe. Das reiche absolut nicht aus. Ich müsse sofort eine Kontrolle hinsichtlich Hepatitis- und HIV-Infektion machen und entsprechende Schutzmaßnahmen durchführen lassen. In diesem Moment wurde mir klar, dass ich durch die Situation in einen derartigen emotionalen Ausnahmezustand geraten war, dass ich diese eigentlich selbstverständliche Vorsichtsmaßnahme total vergessen hatte.

Ich habe daraufhin sofort den personalärztlichen Dienst aufgesucht und die nötigen Maßnahmen durchführen lassen, die glücklicherweise zeigten, dass die Berührung mit dem Blut des Patienten zu keiner Infektion geführt hatte. Dies bewiesen dann auch die folgenden mehrfachen Kontrolluntersuchungen.

Was mich in dieser Situation ganz besonders berührt hat, ist die Tatsache, dass der Patient sich in seinem emotionalen Ausnahmezustand und in dem angetrunkenen Zustand, in dem er sich befand, Sorgen um mich gemacht hatte und keine Ruhe gegeben hatte, bis der Pflegefachmann mich angerufen und gefragt hatte, ob ich mich hätte behandeln lassen.

Selbstverständlich können wir uns auf eine Situation, wie ich sie hier beschrieben habe, nicht vorbereiten. Es sollten aber in der psychotherapeutischen Weiterbildung durchaus Veranstaltungen angeboten werden, in denen es um aggressive Auseinandersetzungen, und zwar nicht nur verbaler, sondern auch unter Umständen handgreiflicher Art geht. Ich selbst habe nie von einem solchen Angebot gehört.

Wenn überhaupt, finden sich Veranstaltungen zu diesem Thema allenfalls in Kliniken und anderen Organisationen, in denen aggressive Personen zu erwarten sind und die dort Tätigen auf Handgreiflichkeiten vorbereitet sein müssen. Im Allgemeinen geht es bei solchen Veranstaltungen dann aber um das Erlernen von Selbstverteidigungstechniken und nicht so sehr um die psychologische und speziell um die psychotherapeutische Dimension. Immerhin könnten wir von derartigen, *in die Psychotherapieweiterbildung integrierten Angeboten* profitieren.

Ein spezielles Merkmal der beschriebenen Situation ist, dass beide Beteiligte, Herr M. ebenso wie ich, sich in einem *emotionalen Ausnahmezustand* befunden haben. Dies lag bei Herrn M. in seiner Persönlichkeitsstörung mit der dadurch bedingten geringen Steuerungsfähigkeit, noch verstärkt durch den Alkoholkonsum, und bei mir in meiner enormen emotionalen Anspannung wegen der Angst und Sorge um den Patienten begründet. Auch wenn ich in der Situation selbst immer wieder versucht habe, zu reflektieren, was im Patienten ablief, und mir Gedanken gemacht habe, wie ich darauf in sinnvoller Weise reagieren könnte, lief vieles in mir mehr oder weniger intuitiv ab.

Dass ich hinterher in keiner Weise an eine Gefährdung wegen meiner Verletzung mit dem blutverschmierten Messer gedacht habe – obwohl ich prinzipiell wusste, dass diesbezüglich eine Gefahr bestand –, zeigt, dass es auch für uns Professionelle in solchen Situationen *schwierig ist, rational zu handeln.* Umso bemerkenswerter, dass Herr M. sich Gedanken um meine Gesundheit gemacht und darauf gedrungen hat, dass der Pflegefachmann mich anrief.

Vielleicht erscheint es den Leser:innen merkwürdig, dass ich mit keinem Wort eigene Angst erwähnt habe. Tatsächlich kann ich mich nicht daran erinnern, Angst um mich selbst gespürt zu haben. Es wäre ja auch möglich gewesen, dass Herr M. sich mit dem Messer gegen mich gewendet hätte. An diese Möglichkeit habe ich aber überhaupt nicht gedacht.

Dies könnte dadurch bedingt sein, dass ich total auf den Patienten und seine Gefährdung ausgerichtet war und die unter Umständen auch mich betreffende Angst deshalb nicht wahrgenommen habe. Für wahrscheinlicher halte ich aber die Erklärung, dass ich gespürt habe, dass bei Herrn M. keine aggressiven Impulse bestanden, die mir hätten gefährlich werden können, und ich deshalb nicht in Gefahr war. Die Hauptgefahr war aus meiner Sicht, dass er sich noch schwerer verletzen würde. Dafür spricht vermutlich auch seine spätere Sorge, ob ich mich hätte behandeln lassen.

2.4 Das Zirkuskind

Ich lernte Herrn B. in einer Strafanstalt kennen, in der er eine längere Haftstrafe wegen wiederholter Einbrüche, Diebstähle, Raub und diversen Schlägereien verbüßte. Er stand kurz vor seiner Entlassung und hatte vom Gericht die Auflage, sich anschließend in Behandlung zu begeben. Die für ihn zuständige Bewährungshilfestelle hatte mich angefragt, ob ich die Psychotherapie übernehmen könne. Um mir ein Bild von Herrn B. zu machen, hatte ich mich entschlossen, ihn in der Strafanstalt aufzusuchen.

Herr B. trat ins Besuchszimmer, in das ich geführt worden war, musterte mich misstrauisch und streckte mir, als ich mich erhob, um ihn zu begrüßen, die Hand entgegen. Er murmelte etwas, dem ich »Hallo« entnahm, und nahm mir gegenüber am Tisch Platz, wobei er seinen Stuhl demonstrativ ein ziemliches Stück vom Tisch wegschob. Ich erklärte ihm, dass ich angefragt worden sei, ob ich nach seiner Entlassung aus der Haft die ambulante Psychotherapie übernehmen würde. Herr B. nickte und schaute mich fragend an. Offenbar überlegte er, ob ich diese Anfrage annehmen würde oder nicht.

Um mir ein Bild von der Persönlichkeit von Herrn B. machen zu können, bat ich ihn, mir zu erzählen, wo er aufgewachsen sei und wo er vor seinem Eintritt in die Strafanstalt gelebt habe. Mir war klar, dass ein Gespräch über seine Straftaten bei unserem ersten Treffen keinen Sinn machen würde. Zudem wusste ich, dass ich, falls ich die Behandlung übernehmen würde, später seine Akten einsehen könnte und dort differenzierte Informationen über seine Delikte, die früheren Verurteilungen und auch über seine Lebensgeschichte erhalten würde. Ein Gespräch über seinen letzten Wohnort und den Ort, wo er aufgewachsen sei, schien mir hingegen ein einigermaßen »unverfängliches«, emotional nicht hoch belastetes Thema zu sein.

Tatsächlich waren dies offenbar Themen, über die er zu sprechen bereit war, denn er rückte näher an den Tisch heran, beugte sich zu mir herüber und begann mir die folgende Geschichte zu erzählen: Er sei das einzige Kind eines Artistenpaares, das früher wegen seiner schwierigen Trapezakte berühmt gewesen sei. Als Kind habe er den Eltern als Partner gedient, indem sie ihn sich gegenseitig durch die Luft zugeworfen hätten. Im Alter von fünf Jahren sei er durch einen Absturz vom Trapez schwer verletzt worden. Während eines langen Spitalaufenthalts seien die Eltern mit ihrer Truppe weitergezogen und hätten ihn allein zurückgelassen, zumal er für sie aufgrund seiner bleibenden Behinderung (Herr B. demonstrierte mir bei diesen Worten eine tatsächlich bestehende Behinderung in der Beweglichkeit seines Schultergelenks) als Partner »uninteressant und nur noch eine Belastung« gewesen sei. Er sei in der Folge in Heimen aufgewachsen. Den Vater habe er niemals wiedergesehen. Soweit er informiert sei, hätten sich die Eltern später getrennt. Der Vater sei mit einer Artistengruppe in die USA gereist und lebe jetzt dort. Auch die Mutter habe er während 20 Jahren nicht gesehen. Erst vor kurzer Zeit habe er ihre Adresse in Erfahrung gebracht und sie dann bei einem Ausgang, den die Strafanstalt ihm gewährt habe, zufällig auf dem Bahnhof der Stadt, wo sie jetzt lebe, getroffen. Sie seien sich in die Arme gefallen und seien beide überglücklich gewesen, endlich wieder vereint zu sein.

Herr B. schilderte diese Lebensgeschichte und das jüngste Zusammentreffen mit der Mutter in so überzeugender Weise und mit so starker emotionaler Beteiligung, dass ich keinen Moment an der Wahrheit seines Berichts zweifelte. Als ich später seine Akte einsah, erwies sich diese »Biografie«, die Herr B. auch anderen Personen immer wieder als seine Lebensgeschichte dargestellt hatte, hingegen in allen Punkten als nicht der Realität entsprechend.

Dieser von Herrn B. erstattete Bericht hatte mich sehr berührt und mich nicht zuletzt wegen der starken Emotionalität, von der er begleitet war, nicht im Geringsten daran zweifeln lassen, dass dies seine tatsächliche Lebensgeschichte war. Ich empfand es als großen Vertrauensbeweis von Herrn B. mir gegenüber, dass er in unserem ersten Gespräch so offen über diese von so vielen Traumatisierungen gekennzeichnete Biografie gesprochen hatte. Meinen positiven Gefühlen war denn auch zu wesentlichen Teilen geschuldet, dass ich mich entschloss, die Behandlung zu übernehmen.

Umso irritierter war ich, als ich wenige Tage später die Gerichtsakten erhielt und dort von einer völlig anderen Lebensgeschichte erfuhr: Herr B. war das jüngste von sechs Kindern und hatte während seiner ersten Lebensjahre bei den Eltern gelebt. Die elterliche Ehe war durch vielfältige Spannungen gekennzeichnet. Wegen massiver Verhaltensauffälligkeiten (Schulschwänzen, Schlägereien und Diebstählen) war Herr B. als Jugendlicher in verschiedenen Heimen und Pflegefamilien gewesen. Die Eltern hatten sich total von ihm zurückgezogen, als er zunehmend Verhaltensstörungen erkennen ließ und dadurch für sie zur Belastung wurde.

Von früher Kindheit an hatte Herr B. vonseiten seiner Umgebung Zurückweisung, Desinteresse und Entwertung erlebt. In keinem Bereich seines Lebens war es ihm gelungen, auf einer realistischen Ebene eine Kompensation dieser Mangelerfahrungen zu finden. Seine schon früh beginnende dissoziale Fehlentwicklung hatte, trotz durchschnittlicher Intelligenz, schulische und berufliche Erfolge unmöglich gemacht. Herr B. hatte sich zunehmend in Delikte verwickelt, musste wiederholt Haftstrafen verbüßen und befand sich, als ich ihn in der Strafanstalt besuchte, innerlich und äußerlich in einer desolaten Situation.

Die Eltern waren keine Artisten, hatten sich nicht getrennt, und das von Herrn B. unter Tränen erwähnte Wiedersehen mit der Mutter auf dem Bahnhof hatte nie stattgefunden. Die Schulterverletzung, die angeblich von dem Trapezsturz herrührte, war in Wahrheit eine Verletzung, die er sich bei einer Schlägerei zugezogen hatte.

Als ich diese von der Schilderung von Herrn B. völlig abweichende Lebensgeschichte las, war mein erster Impuls, meine Zusage, die Behandlung zu übernehmen, zurückzuziehen. Ich war sehr verärgert, dass er mir »diesen Bären aufgebunden« hatte, und bezweifelte, dass ich mit jemandem in der Therapie arbeiten könne, der mich bei unserem ersten Zusammentreffen in so massiver Weise »belogen« hatte.

Nachdem der erste Ärger verflogen war, fragte ich mich, warum Herr B. sich so verhalten hatte. Er wusste doch, dass ich Einsicht in seine Gerichtsakten nehmen und dort seine wahre Lebensgeschichte finden würde. Irritierend war in diesem Zusammenhang für mich auch seine starke, auf mich völlig stimmig wirkende emotionale Beteiligung beim Bericht über seine angebliche Biografie. Dies hatte ja auch dazu geführt, dass ich nicht den geringsten Zweifel an der Wahrheit seiner Lebensgeschichte verspürt hatte. Sein scheinbar völlig unlogisches Verhalten musste einen speziellen Grund gehabt haben!

Als ich mir seinen Bericht daraufhin noch einmal vergegenwärtigte, fiel es mir wie Schuppen von den Augen: Herr B. hatte mir zwar nicht seine wahre Lebensgeschichte erzählt, mir aber durch seinen Bericht ein äußerst plastisches *Bild von seiner inneren Welt* vermittelt. In der Darstellung seines Lebens hatte er seine desolate, bedrückende Realität und seine zentralen Selbstwertprobleme in grandioser Weise umgedeutet: Nun war er nicht mehr der aus misslichen Familienverhältnissen stammende, von niemandem beachtete, sich durch nichts Positives auszeichnende armselige Mensch, sondern das ehemals umjubelte Wunderkind, dessen Kunststücken, hoch oben in der Zirkuskuppel, Tausende mit angehaltenem Atem folgten. Ohnmacht war in dieser Schilderung in Allmacht, Unbeachtetheit in grenzenlose Bewunderung, Insuffizienz in Grandiosität verkehrt worden.

Es handelte sich bei der Darstellung seiner Lebensgeschichte also nicht um eine banale Lüge, die Herr B. mir aufgetischt hatte und die ich im ersten Moment als Unverschämtheit mir gegenüber interpretiert hatte. Es ging hier vielmehr um eine *pseudologische Darstellung,* mit der er seine zentralen Selbstwertprobleme und sein Leiden unter der bedrückenden Realität zu kompensieren versuchte. Aber selbst in dieser Pseudologie vermochte er die tiefe Einsamkeit, in der er sich befand, nicht völlig zu leugnen. Selbst in diesem Bericht präsentierte er sich noch als ein »Im-Stich-Gelassener«, der er letztlich innerlich auch tatsächlich war.

Durch diese Interpretation gelang es mir, die pseudologische Darstellung als Abbild der inneren Situation von Herrn B. zu verstehen: Gern hätte er Eltern gehabt, auf die er hätte stolz sein können und die ihn ihrerseits bewundert hätten. Es kam zu einem schmerzlichen »Absturz«, als ihm klar wurde, dass er für sie nur »Mittel zum Zweck« war und sie ihn im Stich ließen, als er ihnen nicht mehr nützlich erschien. In der Realität war dies offenbar der Moment gewesen, in dem er die elterlichen Erwartungen nicht mehr erfüllt und ihnen durch seine Verhaltensauffälligkeiten Sorgen und Probleme bereitet hatte – in seinem Bericht hatte er dies so formuliert, dass er für die Eltern nach dem Sturz »uninteressant und eine Belastung« geworden sei und sie ihn deshalb in der Klinik zurückgelassen hätten. Seinen Aufenthalt in Heimen – übrigens der einzige der Realität entsprechende Aspekt in seinem pseudologischen Bericht – erklärte Herr B. durch die Tatsache, dass er für die Eltern eine »Belastung« geworden sei und sie sich deshalb von ihm abgewendet hatten, auch dies eine Realität in seinem Leben.

Ich habe diese Begebenheit aus der Behandlung von Herrn B. in dieses Buch aufgenommen, weil ich auch hier mit einer völlig unerwarteten Situation konfrontiert worden war. Weder im Psychologiestudium noch in der psychotherapeutischen Weiterbildung hatte ich je von Pseudologien gehört. Und selbst wenn mir dieses Phänomen bekannt gewesen wäre, hätte meine Verärgerung darüber, von Herrn B. in so »schamloser Weise belogen worden zu sein« (so mein Gefühl, als ich seine wahre Lebensgeschichte aus den Gerichtsakten erfuhr), einer besonnenen Reflexion sicher im Wege gestanden.

Der Begriff der Pseudologia phantastica wurde 1891 von dem Psychiater Anton Delbrück geprägt, der damit einen Drang zum krankhaften Lügen beschrieb. In der ICD-10 wird die Pseudologia phantastica nicht als eigenständige psychische Störung bezeichnet und zumeist unter »andere Persönlichkeits- und Verhaltensstörungen/artifizielle Störung« (F 68.1) subsumiert. Als Ursache werden Störungen in der Entwicklung des Selbstwertgefühls angenommen, woraus der Drang zu einer grandiosen Umdeutung der Realität resultiert. Die desolate Realität wird mithilfe eines pathologischen Größenselbst (Kohut, 1977) umgedeutet und damit gleichsam ungeschehen gemacht.

Ein bekanntes Beispiel ist der Schriftsteller Karl May, der in ärmlichsten Verhältnissen aufwuchs und eine Kompensation für die bedrückende Wirklichkeit in Abenteuerromanen fand, die er in der Bibliothek auslieh. Karl May wurde Lehrer, beging aber immer wieder Betrügereien, indem er sich als Handelsvertreter oder Makler ausgab. Dafür wurde er zu sieben Jahren Gefängnis verurteilt. Im Gefängnis schrieb er seinen ersten Roman. Die Geschichten von Kara Ben Nemsi, Old Shatterhand und Winnetou wurden Bestseller und Karl May ein berühmter Mann. Trotzdem hörte er nicht auf mit den Betrügereien und behauptete sogar, er selbst sei Old Shatterhand bzw. Kara Ben Nemsi und hätte die Geschichten selbst erlebt.

Wenn wir im Alltagskontext mit Menschen zusammentreffen, die unter einer Pseudologia phantastica leiden, so nehmen wir diese Störung zunächst nicht wahr. Erst wenn sich herausstellt, dass die Dinge, die sie uns berichten, nicht der Realität entsprechen, werden wir hellhörig. Die Reaktion darauf sind im Allgemeinen zunächst Versuche, zu klären, was in den Schilderungen wahr und was unwahr ist, und warum die betreffende Person anderen Menschen etwas berichtet, das absolut nicht der Realität entspricht. Häufig folgen daraufhin Vorwürfe wegen der »Lügen«, die der Umgebung aufgetischt worden seien.

Ganz ähnlich geht es auch Therapeut:innen, die mit einem solchen Patienten konfrontiert sind. Wie beschrieben, habe auch ich, als ich die wahre Lebensgeschichte von Herrn B. erfahren habe, zunächst mit großem Ärger reagiert und hatte sogar überlegt, seine Behandlung nicht zu übernehmen. Zumindest wollte ich ihn bei einem nächsten Treffen unbedingt damit konfrontieren, dass er mich belogen habe, und ihm sagen, dass ich mir unter diesen Umständen keine Therapie mit ihm vorstellen könnte, da dazu Ehrlichkeit und Offenheit notwendig seien, die er aber durch seinen Lebensbericht aufs Gröblichste verletzt habe.

Selbstverständlich war mir klar, dass unsere Patient:innen uns immer wieder Dinge aus ihrem Leben berichten, die nicht voll der Realität entsprechen. Wenn es um die Schilderungen von Eltern oder anderen wichtigen Bezugspersonen geht, sind diese Berichte immer von der persönlichen Einstellung der Patient:innen zu diesen Personen geprägt, sodass wir nie von »objektiven« Schilderungen sprechen können. Auch lebensgeschichtliche Ereignisse unterliegen stets gewissen Verzerrungen aufgrund der emotionalen Bedeutung, die sie für die Person haben, die uns davon berichtet. Hinzu kommt, dass manche Dinge aus dem Leben der Patient:innen aus Scham nicht erwähnt oder zumindest stark verändert dargestellt werden.

Wenn es jedoch um wissentlich falsche Schilderungen und, wie im Fall von Herrn B., um eine völlig von der Realität abweichende Darstellung von Fakten geht, löst dies im Gegenüber – und so auch bei uns Therapeut:innen – im Allgemeinen negative Gefühle aus. Diese sind umso heftiger, je stärker wir uns »betrogen« fühlen, weil wir der anderen Person vertraut haben. Dies gilt in besonderer Weise in therapeutischen Situationen, in denen uns eine Person aufsucht, weil sie sich mit ihren persönlichen Schwierigkeiten auseinandersetzen möchte und wir als Therapeut:innen davon ausgehen, dass wir von diesen Patient:innen nicht »belogen« werden.

Ich habe die Begriffe »belogen« und »betrogen« in Anführungszeichen gesetzt, um sie dadurch zu problematisieren. Wie erwähnt, sind wir uns als Therapeut:innen der Tatsache bewusst, dass die Schilderungen, die uns die Patient:innen von wichtigen Bezugspersonen und Ereignissen in ihrem Leben geben, gewissen Verzerrungen unterliegen. Da für die therapeutische Beziehung Authentizität und offene Kommunikation sehr wichtig sind und wir uns selbst auch daranhalten, erwarten wir das Gleiche von unseren Patient:innen und reagieren auf (bewusste) Falschdarstellungen und »Lügengeschichten« mit ablehnenden Gefühlen.

Hinzu kommt, dass wir in der therapeutischen Fachliteratur immer wieder Hinweise auf die destruktive Dynamik solcher pseudologischen Darstellungen finden, die als charakteristische Symptome für schwere Persönlichkeitsstörungen (Borderlinestörungen auf tiefem Funktionsniveau, antisoziale und narzisstische Persönlichkeitsstörungen) bezeichnet werden (P. F. Kernberg, 2006; O. F. Kernberg, 2006). Bei der Konfrontation mit einer Person, die unter einer Pseudologia phantastica leidet, kommt es dann leicht zu einem verhängnisvollen Zusammenspiel von Ärger, persönlicher Gekränktheit und aus der Literatur übernommenen negativen Einschätzungen. Genau dies war auch bei mir geschehen, als ich aus den Gerichtsakten die wahre Lebensgeschichte von Herrn B. erfuhr.

Erst durch die *kritische Reflexion meiner Gegenübertragung* war mir klar geworden, dass die pseudologische Schilderung von Herrn B. zwar nicht der äußeren Realität entsprach, aber ein *plastisches Bild seiner inneren Situation wiedergab.* Mit einer Beschreibung seiner realen Lebenssituation hätte er mir nicht in dieser Eindrücklichkeit darstellen können, was die Ablehnung und das Desinteresse der Eltern für ihn bedeutet haben, wie wichtig es ihm gewesen wäre, Eltern zu haben, auf die er hätte stolz sein können, und wie verlassen er sich in Kindheit und Jugend gefühlt hatte.

Nachdem es mir durch eine kritische Reflexion meiner Gegenübertragung gelungen war, mich vorurteilsloser mit seiner pseudologischen Biografie auseinanderzusetzen, konnte ich seinen Bericht wie die Schilderung eines *Traums* verstehen, der in eindrücklichen Bildern die innere Situation der träumenden Person darstellt. Auch wenn seine Darstellung von sich als Zirkuskind wegen der Diskrepanz zur realen Lebensgeschichte in dem Moment, als ich die Gerichtsakten las, auf mich provokativ wirkte, hatte sie mit Provokation und Unverschämtheit nichts zu tun. Vielmehr hat Herr B. damit, wie beschrieben, ein plastisches Bild seiner inneren Situation entworfen und seine pseudologische Umdeutung der Realität wie einen Schutzschild zwischen sich und die bedrückende Realität geschoben, was ihn vor einem psychischen Zusammenbruch, vielleicht sogar vor einem Suizid geschützt haben mag.

2.5 »Darf ich Sie umarmen?«

Vor vielen Jahren suchte mich Herr K., ein Mann von 67 Jahren, mit dem Wunsch auf, in der Therapie zu klären, warum er immer wieder Frauenkleider anzog. Er tat dies seit vielen Jahren mit ambivalenten Gefühlen. Einerseits gab ihm das Anziehen weiblicher Kleidung »ein gutes Gefühl«, andererseits schämte er sich aber auch und empfand es als »pervers«. Schon während seiner Ehe, die vor vielen Jahren geschieden worden war, hatte er immer wieder heimlich Frauenunterwäsche und weibliche Kleidung angezogen. Meist hatte er dies getan, wenn er auf Geschäftsreisen war und im Hotel gewohnt hatte. Nach der Scheidung lebte er allein und beobachtete mit Sorge, dass das Bedürfnis, Frauenkleider anzuziehen, stärker wurde. Er hatte sich deshalb entschlossen, in einer Psychotherapie die Gründe für dieses ihm unverständliche und Sorgen bereitende Verhalten aufzudecken.

Ich ging nach der Schilderung, die Herr K. mir von seinem bisherigen Leben gab, davon aus, dass es sich bei seinem Bedürfnis, Frauenkleider anzuziehen, um *Transvestitismus* handelte. Wie andere Personen mit transvestitischen Neigungen hatte er das Bedürfnis, die Kleidung des anderen Geschlechts zu tragen, und fühlte sich wohl, wenn er die Kleidung auf seinem Körper spürte und sich im Spiegel, mit Perücke und geschminkt, als Frau sah.

In einer Sitzung erwähnte Herr K. mit großer Scham, dass er noch nicht »die ganze Wahrheit« gesagt habe: Er habe nicht nur das Bedürfnis, weibliche Kleidung zu tragen, sondern sei tief im Innern überzeugt, eine Frau zu sein. Dies sei aber doch eine absurde Vorstellung. Er sehe doch seinen männlichen Körper und könne deshalb nicht sagen, er sei eine Frau.

Dieser Hinweis ließ mich hellhörig werden. Denn wenn es nun um die Vorstellung ging, eine Frau zu sein, hatten wir es vermutlich nicht mehr mit Transvestitismus, sondern mit *Transidentität* – in der Zeit, als mich Herr K. aufsuchte, in alter Terminologie: *Transsexualismus* – zu tun. Sein Hinweis darauf, er habe zwar die tiefe Überzeugung, eine Frau zu sein, halte das gleichzeitig aber für absurd, da er einen männlichen Körper habe, war in der Zeit, als Herr K. mich aufsuchte, insofern verständlich, als in der Öffentlichkeit das Phänomen Transsexualismus/Transidentität kaum bekannt war. Vor allem in der Jugend und im jungen Erwachsenenalter von Herrn K. waren trans* Personen kaum in der Öffentlichkeit sichtbar und wurden, wenn sie in irgendeinem Kontext Erwähnung fanden, zumeist in stigmatisierender Weise als »krank« und »absonderliche« Personen bezeichnet.

Da ich seit 1970 mit trans* Personen zu tun hatte, war mir das, was Herr K. mir in der Folge berichtete, keineswegs fremd und ließ mich vermuten, dass es bei ihm tatsächlich um Transidentität ging. Als wir sein bisheriges Leben unter diesem Aspekt anschauten, wurde zunehmend klar, dass er transident war und sich dies in der Vergangenheit dadurch gezeigt hatte, dass er das starke Bedürfnis verspürt hatte, Frauenkleider zu tragen. Wie sich herausstellte, hatte er das Crossdressing auch nicht, wie Transvestiten, als »Spaß« empfunden, sondern es war für ihn seit jeher eine geradezu existenziell wichtige Situation gewesen. Dabei war der Wechsel zurück in die männliche Rolle jeweils mit »großer Trauer« verbunden gewesen. Eindrücklich schilderte Herr K. – wie auch andere transidente Personen es tun –, dass er das Tragen der männlichen Kleidung im Grunde als »Verkleidung« empfunden habe, während sich für ihn das Tragen von Frauenkleidern »richtig« angefühlt habe.

Herr K. erklärte sich seine Ablehnung des Crossdressing und seine damit zusammenhängende Scham damit, dass er nie davon gehört hatte, dass es so etwas wie Transidentität gab, die nichts mit psychischer Krankheit oder »perversem« Verhalten zu tun hat (siehe dazu ausführlich Rauchfleisch, 2021b; 2023; 2024).

Die weitere Klärung der Gefühle von Herrn K. und seiner Lebensgeschichte ließ deutlich werden, dass es bei ihm um Transidentität ging. Er begann eine soziale Transition, indem er auch in der Öffentlichkeit als Frau auftrat und im Freund:innenkreis einen weiblichen Vornamen verwendete. In einem längeren Klärungsprozess entschloss sich Frau K., wie ich sie natürlich seit der sozialen Transition ansprach, schließlich auch, eine hormonelle und chirurgische Angleichung an das weibliche Geschlecht vornehmen zu lassen. Die somatischen Abklärungen sprachen zwar nicht gegen eine Operation, wiesen aber auf gewisse körperliche Risiken hin, die Frau K. jedoch in Kauf nahm.

Die letzte therapeutische Sitzung vor der Operation verlief sehr ruhig. Frau K. schaute noch einmal auf den bisherigen therapeutischen Prozess von über drei Jahren zurück und sprach offen über ihre Angst vor der etliche Stunden dauernden Operation, zu der sie am folgenden Tag in die Klinik eintreten sollte. Als wir uns bei der Verabschiedung die Hände reichten, hielt sie meine Hand und fragte mich, ob sie mich umarmen dürfe. Ich war im ersten Moment völlig konsterniert. Obwohl ich auf diese Bitte in keiner Weise vorbereitet war, schien es mir jedoch in dieser Situation adäquat, dass wir uns umarmten und sie mir einen Kuss auf die Wange gab. Frau K. dankte mir mit den Worten, sie habe sich mit dieser Umarmung bei mir für die Begleitung in den zurückliegenden Jahren bedanken wollen, da diese Zeit für sie und ihr bisheriges und zukünftiges Leben eine enorme Bedeutung habe. Dies sei ihr angesichts der bevorstehenden Operation wichtig gewesen, da sie nicht wisse, ob sie in ihrem Alter die Operation überleben werde.

Frau K. überlebte die geschlechtsangleichende Operation und lebt seither ein erfülltes und zufriedenes Leben als Frau, die sie im tiefsten Innern von jeher war, die sie aber erst im höheren Alter entdeckte und akzeptieren konnte.

Da wir es in der Psychotherapie nie zu einer körperlichen Nähe wie im Fall einer Umarmung kommen lassen, ist es eine Situation, die erheblich von unserem sonstigen Verhalten abweicht und den Regeln der therapeutischen Beziehungsgestaltung widerspricht. Aus diesem Grund kam für mich der Wunsch von Frau K., mich umarmen zu dürfen, auch völlig unerwartet. Zudem widersprach das Zulassen einer solchen Nähe allem, was ich in der therapeutischen Weiterbildung über die Beziehungen zwischen Therapeut:innen und Patient:innen gelernt hatte. Hätten Patient:innen sonst eine solche Bitte an mich gerichtet, hätte ich sie sicher höflich, aber eindeutig abschlägig beantwortet. Gerade deshalb hat es mich selbst auch so gewundert, dass mich die Bitte um Umarmung bei der Verabschiedung von Frau K. spontan zwar irritiert hat, ich sie dann aber als völlig adäquat empfunden habe.

Beim Nachdenken über diese Verabschiedung wurde mir klar, dass es in verschiedener Hinsicht eine außerordentliche Situation war: Frau K. sagte mir nicht einfach »Auf Wiedersehen« am Ende einer Sitzung, sondern es konnte in Anbetracht der für sie keineswegs ungefährlichen Operation ein Abschied für immer sein. Hinzu kam, dass sie sich mit der Umarmung auch für die mehr als drei Jahre dauernde, intensive Begleitung bedanken wollte, die für ihr Leben von existenzieller Bedeutung gewesen war. Unter diesen Umständen erschien mir im Nachhinein mein wie selbstverständliches Eingehen auf ihren Wunsch nicht mehr so verwunderlich, wie es mir unmittelbar nach der Therapiesitzung erschienen war. In weiteren Sitzungen nach der Operation sind wir, wie selbstverständlich, zu unserem früheren distanzierten Verhalten einander gegenüber zurückgekehrt. Dabei hatte ich den Eindruck, dass dies für uns beide so »stimmte«. Die Verabschiedung vor der Operation war eine spezielle Situation gewesen.

Es sind solche Grenzsituationen, in denen nach meiner Erfahrung die sonst unbedingt geltenden Regeln der körperlichen Distanz nicht unbedingt eingehalten werden müssen. Ich möchte sogar so weit gehen, zu sagen, dass in der beschriebenen Situation die Ablehnung des Wunsches nach Umarmung für Frau K. ein Affront gewesen und einer psychischen Verletzung gleichgekommen wäre. Dem Wunsch nicht nachzukommen, hätte von ihr als Nichtwahrnehmen und als Entwertung der existenziellen Bedeutung verstanden werden können, welche die Transidentität und ihr Entschluss einer körperlichen Angleichung für sie hatten. Ergänzend muss ich allerdings sagen, dass ich nicht auf ihren Wunsch eingegangen wäre, wenn ich mich dazu nicht bereit und fähig gefühlt hätte.

Wenn immer wir in Behandlungen mit derartigen Grenzsituationen konfrontiert sind, ist es eminent wichtig, dass wir das Verhalten der Patient:innen und unsere Reaktion darauf kritisch reflektieren. Wie die beschrieben Therapiesequenz zeigt, erfordert eine solche Situation indes ein spontanes Reagieren und ließ mir in diesem Fall keine Zeit für eine reflektierende Auseinandersetzung mit den Fragen nach Übertragung und Gegenübertragung. Im Nachhinein gilt es aber für uns Therapeut:innen, dass wir uns Gedanken über die psychodynamischen Hintergründe machen und uns die Frage stellen, ob wir durch unser Verhalten die nötige Distanz eingehalten und die Sphäre der Patient:innen geschützt haben.

Es ist durchaus möglich, dass etliche Therapeut:innen nicht bereit sind, einer Umarmung, wie Frau K. sie von mir erbat, zuzustimmen. Wahrscheinlich werden diese Kolleg:innen auch fähig sein, einen derartigen Wunsch in höflicher Form zurückzuweisen. Dennoch erschienen mir bei dem beschriebenen Abschied von Frau K. ihr Wunsch und meine spontane Zustimmung völlig adäquat, und zwar in der nachfolgenden kritischen Analyse dessen, was ich mit der Patientin erlebt hatte, ebenso wie heute, wenn ich hier über Frau K. berichte.

2.6 Opfer oder Täter oder beides?

Die psychotherapeutische Arbeit mit traumatisierten Flüchtlingen stellt für uns Therapeut:innen im Allgemeinen eine große Herausforderung dar. Schwierigkeiten ergeben sich zum einen dadurch, dass wir in der Regel die Sprachen dieser Patient:innen nicht sprechen und deshalb die Behandlung nur mithilfe von Dolmetscher:innen führen können. Dies ist ein Setting, das wir in der Psychotherapieausbildung zumeist nicht lernen, es sei, denn wir besuchten spezielle Weiterbildungen für die Behandlung von Flüchtlingen und anderen Menschen aus uns fremden Kulturen.

Zum anderen sind uns die Kulturen, aus denen die Flüchtlinge stammen, im Allgemeinen höchstens rudimentär bekannt, sodass wir oft nicht beurteilen können, was ein in der Kultur der Patient:innen »übliches« oder »unübliches« Verhalten ist und ob Gefühlsäußerungen, die wir bei ihnen beobachten, ihrer Kultur entsprechen oder nicht. Schließlich konfrontieren uns diese Therapien mit unsäglichem Leid der Opfer und extremen Grausamkeiten, die sie durch Krieg, Verfolgung und Folter erlitten haben.

Der folgende Bericht über eine Therapie dieser Art stellt über die genannten Schwierigkeiten hinaus eine Grenzsituation dar, die ich nur einmal in dieser Form erlebt habe und die für mich eine extreme emotionale Belastung dargestellt hat.

Herr C., ein 40-jähriger Flüchtling aus einem asiatischen Land, war über etliche Umwege unter zum Teil extremen Gefahren in die Schweiz gekommen. Er wurde mir von einer Stelle für Flüchtlingsbegleitungen mit der Bitte um eine Psychotherapie zugewiesen. Der für ihn zuständigen Betreuerin war aufgefallen, dass Herr C. unter verschiedenen psychischen und körperlichen Problemen litt. So zeigten sich zum Teil schwere depressive Verstimmungen, panikartige Ängste, soziale Rückzugstendenzen sowie Schlaf- und Essstörungen. Zudem hatte Herr C. der Betreuerin von starken Schmerzen im Kopf, im Rücken und in den Beinen berichtet. Wie sie in ihrer Überweisung an mich schrieb, lehne Herr C. jegliches Gespräch über die Gründe seiner Flucht aus dem Heimatland und auch über das, was er auf seiner Flucht erlebt habe, strikt ab. Sie vermute, dass er unter einer Posttraumatischen Belastungsstörung leide.

Abgesehen von ihrem Eindruck, Herr C. benötige wegen der erlittenen Traumatisierungen eine Psychotherapie, sei ihr aufgefallen, dass er ihr gegenüber im Verlauf der letzten Monate zunehmend aggressiver geworden sei. Sie habe sich sehr dafür eingesetzt, dass er in eine andere, bessere Unterkunft umziehen könne, und sei ihm dabei behilflich gewesen, einen Praktikumsplatz in einer sozialen Institution zu finden. Er habe sie jedoch bezichtigt, ihn bei diesen Institutionen hinter seinem Rücken schlecht gemacht zu haben. Als sie mit ihm über dieses absolut nicht der Realität entsprechende Verhalten gesprochen habe, sei er sehr aggressiv geworden und habe auf seiner Meinung beharrt, dass sie alles boykottiere.

Die Betreuerin schrieb, sie habe sich durch diese Vorwürfe und die Aggressivität von Herrn C. bedroht gefühlt und denke, sie werde die Betreuung nicht weiterführen. Ihr sei in diesem Zusammenhang eingefallen, dass es bereits bei einer anderen Betreuerin, die für Herrn C. zuständig gewesen sei, ganz ähnlich verlaufen sei: Je mehr sich die Kollegin für ihn engagiert habe, desto aggressiver sei er ihr gegenüber geworden. Die Kollegin habe daraufhin die Begleitung abgebrochen. Die jetzige Betreuerin meinte, dass auch aufgrund dieses – ihr paranoid erscheinenden – Verhaltens eine Psychotherapie von Herrn C. dringend notwendig sei.

In den zweieinhalb Jahren, in denen Herr C. in der Schweiz lebte, hatte er sehr schnell die deutsche Sprache erlernt und konnte sich recht gut mit mir in Deutsch verständigen. Wir mussten deshalb keine Unterstützung durch eine*n Dolmetscher:in in Anspruch nehmen.

Zum vereinbarten Termin erschien Herr C. pünktlich. Als ich ihn im Wartezimmer meiner Praxis abholte, schaute er mich misstrauisch an und fragte mich, wer ich sei. Ich teilte ihm mit, dass er bei mir durch seine Betreuerin angemeldet worden sei, worauf er mir in mein Sprechzimmer folgte. Herr C. nahm Platz und schaute mich erwartungsvoll an. Ich erklärte ihm noch einmal, dass seine Betreuerin sich Sorgen wegen seiner Gesundheit gemacht habe und ihm deshalb eine Psychotherapie empfehle. Er habe sicher viel Schlimmes in seinem Heimatland erlebt, was ihn zur Flucht bewogen habe. Und wie ich von anderen Flüchtlingen, die bei mir in Behandlung seien, wisse, sei meist ja auch die Flucht eine Zeit mit vielen Belastungen.

Herr C. hörte mir aufmerksam zu und nickte zustimmend, äußerte sich aber nicht verbal zu dem, was ich ihm mitteilte. Um mit einem eher unverfänglichen, emotional nicht so belasteten Thema anzufangen, fragte ich nach seinem Namen, seinem Geburtsdatum, dem Datum seiner Einreise in die Schweiz und der Unterkunft, in der er zurzeit lebte. Herr C. antwortete bereitwillig auf diese Fragen und beschrieb mir die Situation in der Flüchtlingsunterkunft, in der er in einem Doppelzimmer mit einem Landsmann lebte. Entsprechend meinem üblichen Vorgehen bei Erstgesprächen, teilte ich ihm mit, wie die Psychotherapie ablaufen könnte, dass ich, wenn immer möglich, gern mit einer Frequenz von einer Sitzung pro Woche beginnen möchte, und dass er jetzt nicht sofort eine Entscheidung treffen müsse, ob er sich eine Behandlung mit mir vorstellen könne, sondern sich das überlegen solle und mir innerhalb der nächsten zwei Tage Bescheid geben möge. Herr C. willigte ein und verabschiedete sich.

Am folgenden Tag erhielt ich einen Anruf von Herrn C., der mir mitteilte, er wisse zwar nicht recht, was wir in den Sitzungen besprechen wollten. Er sei aber bereit, die Therapie zu machen.

In den ersten Sitzungen, in denen ich die Anamnese erhob und mir schildern ließ, wo Herr C. aufgewachsen war, wie seine Beziehungen zur Familie und zu Freund:innen im Heimatland gewesen waren und welche schulische und berufliche Ausbildung er absolviert hatte, ließ er mitunter das gleiche Misstrauen erkennen, das ich bei der ersten Begrüßung im Wartezimmer beobachtet hatte. Dies erschien mir aber als durchaus adäquate Reaktion, da ich aufgrund der Informationen, die ich über die politische Situation in seinem Heimatland hatte, annahm, dass er vor seiner Flucht nicht nur Verfolgung erlebt hatte, sondern möglicherweise auch Opfer von Folter gewesen war. In den Gesprächen haben wir diese Themen jedoch zunächst nicht behandelt, zumal sie von Herrn C. nicht spontan erwähnt wurden.

Im Verlauf der Zeit berichtete Herr C., zunächst zögernd, dann aber immer offener und detaillierter von der Verfolgung, die er als Angehöriger einer gegen die Regierung in seinem Heimatland kämpfenden Gruppe erlebt hatte. Er sprach auch von Verhaftungen und längeren Aufenthalten in verschiedenen Gefängnissen. Da mir aus Therapien mit anderen Flüchtlingen aus seinem Heimatland eine dieser Haftanstalten als Gefängnis bekannt war, in dem die dort Inhaftierten schwerer Folter ausgesetzt waren, fragte ich bei der Erwähnung dieses Gefängnisses, ob er auch Opfer solcher Folter gewesen sei.

Herr C. erstarrte, presste die Lippen zusammen und schwieg. Nach einigen Minuten begann er jedoch, zitternd und unter Tränen, von der im Gefängnis erlittenen Folter zu berichten. Es war, als ob sich Schleusen öffneten und all das, was er über Jahre zurückgehalten hatte, aus ihm hervorbrach. Es waren grauenhafte Dinge, die er im Gefängnis erlitten hatte und die er zum Teil bis ins letzte Detail schilderte. Ich hatte Darstellungen wie diese immer wieder von Flüchtlingen gehört. Dennoch war ich auch bei diesem Bericht von Herrn C. zutiefst erschüttert.

Wir besprachen in dieser Sitzung, dass wir uns diesen furchtbaren Erfahrungen langsam nähern müssten, und ich erklärte ihm das Vorgehen in einer Traumatherapie. Zugleich war es aufgrund der Schilderung dessen, was er in der Foltersituation erlebt hatte, möglich, sein Verhalten gegenüber den beiden Betreuerinnen zu verstehen. Ich erklärte ihm, dass er mir ja von Situationen berichtet hatte, bei denen die Folter unterbrochen wurde und ihm etwas zu trinken oder in einem Fall sogar Schokolade angeboten worden war – und genau in diesem Moment hatten die Folterer wieder begonnen, ihn zu quälen. Es hatte sich daraufhin in ihm, fast wie eine Konditionierung, ein Muster entwickelt, das besagt: Die größte Gefahr besteht in dem Moment, in dem sich jemand – scheinbar – wohlwollend ihm nähert. Aus diesem Grund hatte er das große Engagement der beiden Betreuerinnen nicht als hilfreiche Unterstützung wahrnehmen können, sondern es war für ihn ein Warnzeichen vor besonders schweren neuen Verletzungen.

Im Verlauf der Therapie berichtete Herr C. immer wieder auch von Träumen. Ein ihn sehr belastender Traum war der folgende, dessentwegen er oft bewusst zu vermeiden versuchte einzuschlafen: Herr C. träumte, dass eine Riesenschlange ihn zu ersticken versuchte. Sie umklammerte ihn, und er war unfähig, sich ihr zu entziehen. Er wachte jeweils schweißnass auf mit dem Gefühl, beinahe erstickt worden zu sein. Herr C. befürchtete, er könnte tatsächlich im Traum an Atemnot sterben, und versuchte deshalb, das Einschlafen zu vermeiden.

In einer Sitzung berichtete er mir, dass sich dieser Traum verändert habe: Er habe wieder von der Riesenschlange geträumt, die sich um ihn geschlungen habe. Dann sei ich ins Zimmer gekommen und hätte ihn mit seinem Vornamen angesprochen. Daraufhin sei die Schlange von ihm abgefallen. Ich verstehe diesen Traum als Ausdruck eine für ihn hilfreichen *Dualisierung seines Leids:* Indem ich ihn mit seinem Vornamen angesprochen habe, hat er sich als individuelle Person erleben können – im Gegensatz zu der Entpersönlichung, die er in der Folter erfahren hatte. Nun war er nicht mehr allein mit der schrecklichen Erfahrung der Vergangenheit, sondern befand sich in einer mitmenschlichen Beziehung, die ihn ein Stück weit frei machte von der ihn erdrückenden Erfahrung der ihm angetanen Gewalt. Auch wenn der Traum von der ihn bedrohenden Schlange noch öfter auftrat, hatte er viel von der Bedrohlichkeit verloren, die Herrn C. über lange Zeit gequält hatte.

Ein anderer Traum war indes noch verstörender für Herrn C. – und auch für mich! Er träumte, *dass er selbst andere Menschen folterte!* Es ist eine Art von Traum, über den auch andere Folteropfer mir berichtet haben. Diese Träume sind deshalb so belastend, weil die Verfolgung und Misshandlung nicht damit geendet hat, dass die Opfer sich durch die Flucht dem unmittelbaren Zugriff ihrer Peiniger zu entziehen vermochten. Sie haben, wie diese Träume zeigen, den Folterer vielmehr in ihre eigene Innenwelt übernommen, und er quält sie von hier aus weiter und setzt das Leiden der Opfer fort.

Wie erwähnt, kannte ich diese Art von Traum von anderen schwer traumatisierten Patient:innen. Etwas berührte mich jedoch in ganz anderer Weise, als mir Herrn C. diesen Traum berichtete. Es war nicht nur das Grauen, das bei mir dadurch ausgelöst wurde, dass die Folterer von der traumatisierten Person verinnerlicht worden waren und nun von innen her ihre Traumatisierungen weiterführten. Als mir Herr C. diesen Traum erzählte, kam mir ein Gedanke, den ich zunächst vehement abzuwehren versuchte: Könnte es sein, dass Herr C. nicht nur Opfer, sondern auch Täter dieser Gewalt gewesen ist? Schlagartig fielen mir Berichte über Folterer ein, die zuerst Opfer gewesen waren und durch die ihnen angetane Gewalt gezwungen worden waren, selbst Folter auszuüben.

Ich kannte solche Berichte lediglich aus der Literatur und war nie einem Menschen begegnet, bei dem ich vermutet hatte, er könnte Opfer und Täter zugleich sein. Als ich dem Bericht von Herrn C. zuhörte, schämte ich mich, dass mir angesichts seines Leids überhaupt der Gedanke gekommen war, er könnte auch Täter gewesen sein. Zugleich aber fielen mir einige Bemerkungen ein, die er im Verlauf unserer Gespräche gemacht hatte. Es waren nur vage Hinweise gewesen, in denen er aber immer wieder angedeutet hatte, es gebe noch »etwas sehr Schlimmes«, über das er aber nicht sprechen könne.

Ich war früher davon ausgegangen, es gebe noch schwerwiegende Probleme in der Herkunftsfamilie oder es gehe um besonders mit Scham belegte Foltersituationen, über die er nicht sprechen könne. Nach dem Bericht von dem Traum, in dem Herr C. selbst Folterer war, erhielten diese vagen Hinweise auf »etwas Schlimmes« für mich jedoch eine völlig andere Bedeutung. Die Vorstellung, dass der vor mir sitzende Mensch, der schwerste Misshandlungen erlitten hatte, anderen Menschen dasselbe zugefügt haben könnte, löste in mir einen Sturm widerstreitender Gefühle aus. Ich wusste aus Berichten von solchen Situationen, dass auch die Folterer oft letztlich Opfer der ihnen angetanen Gewalt sind, weil sie durch Misshandlungen in die Täterrolle hineingezwungen worden sind. Dennoch half mir dieses Wissen nicht, Ordnung in meine Gefühle zu bringen und eine zumindest einigermaßen distanzierte therapeutische Haltung aufrechtzuerhalten.

Auch ein Intervisionsgespräch mit einem Kollegen, der große Erfahrung in der Behandlung von Extremtraumatisierten hatte, brachte keine Lösung. Er hatte, wie ich, Berichte über derartige Situationen gelesen, war selbst aber nie mit einem Patienten konfrontiert gewesen, bei dem er vermutet hatte, diese Person könnte Opfer und Täter zugleich sein. In mir bestanden nach wie vor mich geradezu überwältigende, widerstreitende Gefühle von Empathie und Anteilnahme am Geschick des Opfers Herr C. und zugleich Ablehnung und Abscheu dem Täter Herr C. gegenüber. Auf der einen Seite fand ich: »Ich muss die Realität unbedingt erfahren«, auf der anderen Seite spürte ich den intensiven Wunsch: »Ich will nicht wissen, was wirklich gewesen ist.«

Da ich Zeit brauchte, mich mit diesen Gefühlen und Impulsen auseinanderzusetzen, entschied ich, die nächste Sitzung abzuwarten und zu sehen, was Herr C. berichten und wie ich mich fühlen würde. In der folgenden Sitzung erschien Herr C. sehr angespannt und schwieg zunächst längere Zeit, was in völligem Gegensatz zu den früheren Sitzungen stand. Auch ich fühlte mich sehr angespannt und hatte in Anbetracht der in mir kreisenden Gedanken, ob ich hier nur mit dem Opfer oder auch mit dem Täter extremer Gewalt konfrontiert sei, Mühe, mich auf ihn zu konzentrieren. Es war, als ob wir beide darauf warteten, dass der andere das Gespräch beginne.

Als ich Herrn C. zunickte, um ihn zu ermuntern, das Gespräch zu beginnen, senkte er den Kopf, starrte vor sich hin und begann dann unter Tränen mir zu berichten, vor wenigen Stunden habe er die Mitteilung vom Staatssekretariat für Migration erhalten, dass sein Asylrekursgesuch abgelehnt worden sei. Er müsse die Schweiz in den nächsten Tagen verlassen. Diese Nachricht kam für uns beide völlig überraschend, da der Anwalt, der Herrn C. im Asylverfahren begleitete, uns früher mitgeteilt hatte, dass das Rekursgesuch sicher angenommen werde. Es sei unbestritten, dass Herr C. im Heimatland verfolgt worden sei und Folter erlitten habe. Er könne deshalb nicht zurückgeschickt werden.

Mit der Ablehnung des Asylrekursgesuchs veränderte sich schlagartig die gesamte Situation: Herr C. musste innerhalb weniger Tage die Schweiz verlassen, wodurch es zu einem abrupten Ende der Therapie kam, und es bestand in dieser Situation keine Möglichkeit mehr, die Frage zu klären, ob er Opfer und Täter zugleich war. Auch wenn ich gern wenigstens noch ein paar Sitzungen für die Beendigung der Behandlung gehabt hätte, war dies nicht möglich, da Herr C. die verbleibenden Tage benötigte, um seine Ausreise aus der Schweiz zu organisieren.

Von anderen Asylbewerbern, deren Gesuch abgelehnt worden war, wusste ich, dass er nun vor der Entscheidung stand, sich der Ausreiseanordnung zu fügen und einem ungewissen Schicksal entgegenzugehen – oder, genauer gesagt, in Anbetracht der früheren Verfolgung im Heimatland: dort erneuter Verfolgung ausgesetzt zu sein. Oder ob er versuchen sollte, unterzutauchen, was allerdings heißen würde, sich versteckt, illegal in der Schweiz aufzuhalten und jederzeit damit rechnen zu müssen, von der Polizei festgenommen und in Ausschaffungshaft – wie dieses schreckliche Wort in der Schweiz heißt – genommen zu werden. Oder er könnte versuchen, in ein anderes Land zu fliehen in der Hoffnung, dort ein Asylgesuch stellen zu können, was allerdings in Anbetracht der Dublin-III-Verordnung kaum eine Chance hätte.

In dieser Situation blieb uns keine Zeit mehr für einen regulären Abschluss der Therapie und schon gar nicht für die Klärung der mich verstörenden Frage, ob ich, wie ich ursprünglich angenommen hatte, in Herrn C. nur das Opfer extremer Gewalt vor mir hatte oder auch einen Täter solcher Gewalt. Wir verabschiedeten uns am Ende der Sitzung voneinander, und Herr C. ist, wie ich später von seinem Anwalt erfahren habe, wenige Tage später in sein Heimatland zurückgebracht worden. Ich habe nie wieder von ihm gehört.

Wie bereits erwähnt, ist das die einzige Situation dieser Art, die ich in meiner therapeutischen Arbeit bisher erlebt habe. Ich wusste aus der Fachliteratur, dass wir bei der Behandlung von Flüchtlingen mit Menschen wie Herrn C. in Kontakt kommen können. Bei der Lektüre von Veröffentlichungen, in denen Therapeut:innen davon berichteten, damit konfrontiert worden zu seien, dass ihr:e Patient:in Opfer und Täter von extremer Gewalt war, hatte ich stets gehofft, nie in eine solche Situation zu geraten.

Mit Herrn C. war nun genau das geschehen, wobei infolge des Abbruchs der Behandlung wegen seiner Ausweisung offengeblieben ist, ob meine Vermutung der Realität entsprach oder nicht. Dies hat die Verarbeitung dieser Situation für mich nochmals schwieriger gemacht, auch wenn in meiner Ambivalenz eine Stimme in mir immer wieder gesagt hatte, ich wolle gar nicht wissen, ob Herr C. auch Täter extremer Gewalt gewesen sei.

Nach Abbruch der Therapie haben mich vor allem zwei Fragen beschäftigt: Die eine war, ob mein Patient tatsächlich, wie ich plötzlich vermutet hatte, Opfer wie auch Täter gewesen ist, und die andere, wie ich mich verhalten hätte, wenn die Therapie weitergegangen wäre.

Die erste Frage wird sich nie beantworten lassen, da die Behandlung wegen der Ausweisung ein abruptes Ende gefunden hat. Es geht in diesem Zusammenhang indes nicht nur um die Frage, wie die Realität bei Herrn C. aussah, sondern es betrifft auch ein Thema, das sich mir in jeder neuen Therapie mit Flüchtlingen, die Folter erlitten haben, gestellt hat und stellen wird. Denn durch die Erfahrung mit Herrn C. bin ich jetzt sensibilisiert für diese Frage und kann keine Behandlung dieser Art mehr beginnen, ohne dass irgendwann die Frage auftauchen wird, ob ich es »nur« mit einem Opfer von Extremgewalt zu tun habe.

Dies hat sich in der Vergangenheit indes nicht eigentlich als schwerwiegendes Problem erwiesen, zumal ich »theoretisch« immer wusste, dass ich mit dieser Konstellation konfrontiert werden könnte. Nur ist es ein gravierender Unterschied, dies aus der Literatur zu wissen oder es konkret erlebt zu haben – und dies noch in einer Situation, in der ich diese Frage nicht habe klären können. Ich habe nach der Behandlung von Herrn C. gespürt, dass früher oder später immer wieder die Frage bei mir aufgetaucht ist, ob die vor mir sitzende Person Opfer und möglicherweise zugleich auch Täter sein könnte. Bei manchen dieser Patient:innen tauchten diese Gedanken eher, bei anderen seltener auf. Aber sie haben die Therapie nicht behindert.

Die zweite Frage hingegen war für mich im Hinblick auf weitere Therapien von Flüchtlingen mit Foltererfahrungen wichtig, nämlich wie ich mich gegenüber Herrn C. verhalten hätte, wenn ich die Therapie hätte fortsetzen können. Ich habe immer wieder darüber nachgedacht, bin aber zu keiner abschließenden Antwort gekommen. Ich kann deshalb im Folgenden auch nur verschiedene Möglichkeiten besprechen, da Therapeut:innen, die Behandlungen von durch Krieg und Folter extremtraumatisierten Personen durchführen, mit diesen Fragen konfrontiert sein können. Wir können uns darauf zwar nicht vorbereiten, indem wir ein klar definiertes Konzept entwickeln, sondern müssen je nach Patient:in und je nach unserem Befinden individuell vorgehen. Es erscheint mir aber sinnvoll, sich doch schon im Voraus intensiver mit diesem Thema zu beschäftigen.

Beim Nachdenken über die Situation, wie ich sie mit Herrn C. erlebt habe, ist mir klar geworden, dass ich vermutlich auf jeden Fall »in irgendeiner Weise« das Thema »auch Täter von Gewalt« angesprochen hätte. Die Anführungs- und Schlusszeichen bei den Worten »in irgendeiner Weise« zeigen aber, dass ich diesbezüglich keine konkreten Vorstellungen habe. Ich hätte den Plan, das Thema anzusprechen, vermutlich im Hinterkopf gehabt und hätte versucht, einen günstigen Moment abzuwarten, um es dann anzusprechen. »Günstig« könnte zum Beispiel bedeuten, dass ich meine Vermutung, Herr C. sei vielleicht auch Täter von Gewalt gewesen, ausgesprochen hätte, wenn er wieder einen Traum von sich als Folterer erwähnt hätte. Oder wenn er noch einmal darauf hingewiesen hätte, dass es noch »etwas Schlimmes« gebe, über das er aber nicht sprechen könne.

In jedem Fall hätte ich dieses heikle Thema sobald wie möglich angesprochen. Ich kann mir nicht vorstellen, eine Therapie durchzuführen, in der ich ein so zentrales, mich emotional so stark bewegendes, geradezu verstörendes Thema über längere Zeit beiseite hätte schieben können. Authentisch zu sein und in einer solchen Situation auch offen über meinen Verdacht zu sprechen, ist mir ein wichtiges Anliegen. Deshalb hätte ich auf jeden Fall versucht, bald auf dieses Thema zu kommen.

Im Rahmen eines solchen Gesprächs hätte ich meine Vermutung sicher nicht in Form eines direkt auf Herrn C. gerichteten Verdachts formuliert. Ich hätte vielmehr damit begonnen, dass mir bei seinem Traum, in dem er sich als Folterer erlebt, und aufgrund seines Hinweises auf »etwas Schlimmes«, über das er nicht sprechen könne, Berichte über andere Folteropfer eingefallen seien, die sowohl Opfer als auch Täter von Gewalt gewesen seien. Dabei hätte ich auf die innere Zerrissenheit und die Gefühle der Scham und des Entsetzens angesichts des eigenen Verhaltens hingewiesen und gesagt, dass ich ähnliche Gefühle in mir spürte. Meine Hoffnung wäre gewesen, dass diese Mitteilung der Gegenübertragung ein emotionales Band zwischen uns hergestellt hätte und dass der Verweis auf andere Opfer, die zugleich Täter waren, Herrn C. zumindest ein Stück weit aus der Vorstellung befreit hätte, er sei die einzige Person mit diesem schrecklichen Schicksal.

Auch wenn dies ein relativ vages Konzept ist, habe ich mir vorgenommen, in Zukunft in ähnlichen Situationen ungefähr so vorzugehen. Wenn ein solcher Verdacht mit großer Intensität in uns Therapeut:innen auftaucht, bezieht er sich ja auf bestimmte, in diese Richtung weisende Äußerungen der Patient:innen. Ich würde daraus den Schluss ziehen, dass es offensichtlich um ein Thema geht, das die Patient:innen intensiv beschäftigt. Um therapeutisch handlungsfähig zu bleiben, müssen wir unsere Gegenübertragung zunächst natürlich für uns selbst sowie in Inter- und/oder Supervisionen reflektieren. In diesem Prozess lassen sich einige Dinge vermutlich klären. Bleibt jedoch der intensive Eindruck bestehen, wir könnten mit Patient:innen konfrontiert sein, die nicht nur Opfer, sondern auch Täter extremer Gewalt sind, werden wir meines Erachtens nicht umhinkönnen, dieses Thema mit aller Behutsamkeit und, als vage Vermutung formuliert – denn wir wissen es ja nicht, sondern vermuten es nur – offen anzusprechen.

Was meine Gefühlsreaktion in Bezug auf Herrn C. betrifft, habe ich mich gefragt, warum diese Gegenübertragung bei ihm dermaßen stark war, während ich sie in dieser Art und Intensität aus der therapeutischen Arbeit mit gewalttätigen Delinquenten nicht kenne. Auch diese Patient:innen haben zum Teil ja extreme Gewalt gegen wehrlose Opfer ausgeübt und auch in ihren Lebensgeschichten zeigt sich fast regelhaft, dass sie selbst auch Opfer von Gewalt waren (Rauchfleisch, 1999; 2013; 2020).

Der gravierende Unterschied zwischen Herrn C. und den Gewalttätern, die ich sonst behandelt habe, liegt indes darin, dass ich Herrn C. zunächst als Opfer kennengelernt und mich als Therapeut definiert hatte, der das Opfer unterstützt und versucht, ihm ein psychisches Überleben nach der schweren Gewalterfahrung der Folter zu ermöglichen. Bei ihm stand der *Opferaspekt* eindeutig – und unhinterfragt! – im Vordergrund. Bei Patient:innen mit Gewaltdelikten hingegen bin ich von vorneherein auf den *Täteraspekt* eingestellt und lerne dann erst im Verlauf der Behandlung auch die Verletzungen kennen, welche die Patient:innen in ihrem bisherigen Leben erlitten haben. Selbstverständlich sind in der therapeutischen Arbeit mit Gewalttäter:innen für mich innerlich immer auch die Opfer präsent. Sie stehen jedoch nicht von Beginn an im Zentrum meiner Aufmerksamkeit und sind nicht meine Patient:innen, sondern werden erst als Opfer der Gewalt, die meine Patient:innen ihnen gegenüber ausgeübt haben, zum Thema.

Die große Herausforderung, welche die Behandlung von Extremtraumatisierten nach Folter und anderen schweren Menschenrechtsverletzungen für uns Psychotherapeut:innen mit sich bringt, liegt darin, dass wir bei diesen Patient:innen mit extremen Formen der Gewalt konfrontiert und zunächst völlig auf das immense Leiden der Opfer konzentriert sind und dann möglicherweise unverhofft auf die ebenso schreckliche Realität des Opfers als Täter treffen. Dabei bildet die Verstörtheit, die wir in dieser Situation erleben, zweifellos ein Stück weit die innere Zerrissenheit der Patient:innen wider, die vermutlich noch weitaus größere Mühe als wir damit haben, diese beiden Seiten ihrer Persönlichkeit in Einklang miteinander zu bringen.

2.7 »Hören Sie doch auf mit Ihrem Psycho-Blabla! – Aber alles wäre gut, wenn ich 24 Stunden täglich mit Ihnen zusammen wäre.«

Diese widersprüchlichen Botschaften scheinen von zwei verschiedenen Personen zu stammen: die eine, die mich vehement ablehnt, mich entwertet und Distanz zu mir herstellt, während die andere sich mir in extremer Weise zu nähern versucht und diese Nähe als ihre Rettung darstellt. Tatsächlich jedoch sind es zwei Formulierungen von ein und demselben Patienten, wobei nur eine sehr kurze Zeit zwischen den beiden Äußerungen lag.

In der Therapie von Herrn F., einem 30-jährigen Mann, der unter einer schweren Persönlichkeitsstörung litt, kam es immer wieder zu Situationen, in denen er die Behandlung als völlig sinnlos empfand und vehement ablehnte und meine Versuche, die dahinterstehenden Konflikte mit ihm zu erhellen, als »Psycho-Blabla« abtat. In einer dieser Phasen blieb es indes nicht bei gelegentlichen Entwertungen dieser Art, sondern Herr F. äußerte sich über mehrere Monate hin konstant negativ über meine therapeutischen Aktivitäten. Immer wieder verwies er darauf, er brauche Geld und könne mit dem »Psycho-Blabla« nichts anfangen: »Besorgen Sie mir Geld, damit ich ein anständiges Leben führen kann. Dann können wir weiterreden. So bringt das nichts!«

Mir war bewusst, dass sich hinter diesem Verhalten Gründe aus seiner Biografie finden lassen müssten, die zu dieser vehementen Ablehnung führten. Alle Versuche meinerseits, verschiedene Hypothesen anzusprechen, hatten jedoch nicht den geringsten Erfolg. Sitzung um Sitzung äußerte sich Herr F. in dieser provozierenden, entwertenden Art und genoss es offensichtlich in einer sadistisch anmutenden Weise, dass ich mich vergeblich abmühte, die Hintergründe seines Verhaltens zu verstehen und mit ihm zu klären. Dies führte bei mir nicht nur zu Gefühlen der Ohnmacht, sondern hatte auch aggressive Impulse meinerseits zur Folge. Gelegentlich kam es in einzelnen Sitzungen zwar zu einem zumindest einigermaßen konstruktiven Gespräch über irgendeine Situation seines Alltags. Dies schienen aber lediglich kleine »Trostpflaster« sein, mit denen er mich »bei Laune« zu halten versuchte. Der Tenor seiner Äußerungen in den Sitzungen war jedoch über etliche Monate hin die Entwertung der Therapie.

Als ich ihn in einer dieser Situationen fragte, warum er denn überhaupt noch zur Therapie komme, wenn das alles doch nur »Psycho-Blabla« für ihn sei, wendete er sich wütend und zugleich triumphierend gegen mich und meinte: »Jetzt habe ich Sie erwischt! Ich wusste schon die ganze Zeit, dass Sie mich loswerden möchten. Jetzt haben Sie sich verraten. Das dürfen Sie nicht! Sie müssen mich behandeln, das ist Ihre therapeutische und ethische Pflicht!«

Ich war völlig irritiert und auch verärgert über diese Antwort. Ich gab mir Mühe, die psychodynamischen Hintergründe seines ablehnenden, entwertenden Verhaltens zu verstehen, er stieß mich mit dem Argument des »Psycho-Blabla« über Monate hin zurück – und nun warf er mir vor, dass ich mich distanzieren wolle, aber dazu verpflichtet sei, ihn zu behandeln! Theoretisch war mir klar, dass dieses Verhalten traumatischen Erfahrungen in seiner Vergangenheit geschuldet war. Aber alle Versuche, diese zu erhellen und damit wieder eine konstruktive therapeutische Zusammenarbeit zu schaffen, schlugen fehl.

Mit meinem Hinweis, warum Herr F. denn überhaupt noch zur Therapie komme, wollte ich ihm zum einen den Widerspruch zwischen seinem Verhalten in den Sitzungen und den äußeren Rahmenbedingungen der Therapie aufzeigen. Zum anderen war meine Frage aber ganz klar auch Ausdruck meiner aggressiven Gegenübertragung gewesen. Tatsächlich hatte ich jedoch nie daran gedacht, von mir aus die Behandlung abzubrechen, da ich der festen Überzeugung war, sein Verhalten stelle eine Kommunikation besonderer Art dar, die ich an anderer Stelle als »Inszenieren innerer Konflikte in der Außenwelt« beschrieben habe (Rauchfleisch, 1999; 2020). Wie in ähnlichen Situationen mit anderen Patient:innen mit schweren Persönlichkeitsstörungen war ich auch bei Herrn F. der Ansicht, es müsste und würde gelingen, die in seinem Handeln liegende Botschaft zu dechiffrieren und darauf in therapeutisch sinnvoller Weise zu reagieren.

Am Ende der beschriebenen Sitzung zögerte Herr F. bei der Verabschiedung an der Türe kurz und sagte: »Eines muss ich Ihnen aber sagen: Wenn ich mit Ihnen 24 Stunden täglich zusammen wäre, würden alle meine Probleme gelöst sein.« Ich war wie vom Donner gerührt und glaubte meinen Ohren nicht zu trauen: Auf der einen Seite die von massiver Entwertung geprägte Distanzierung und nun der Wunsch nach geradezu symbiotischer Nähe. Ohne auch nur im Geringsten nachzudenken, hörte ich mich antworten: »Gott bewahr' mich.«

Selbstverständlich habe ich Herrn F. nach diesem kurzen, emotional hoch besetzten Gespräch unter der Tür nicht einfach gehen lassen, sondern habe ihn gebeten, noch einmal kurz in mein Zimmer zu kommen. Obwohl ich während der vergangenen Monate immer wieder daran gedacht hatte, dass es bei dem Verhalten von Herrn F. um Nähe-Distanz-Probleme ging, hatte ich die Brisanz dieses Konflikts und seine starke Ambivalenz dabei nicht klar gesehen. Erst durch die jetzige Sitzung, in der ich explizit das Thema »Distanz« angesprochen hatte und er darauf mit seinem Wunsch nach symbiotischer Nähe reagiert hatte, war mir klar geworden, worum es in den vergangenen Monaten gegangen war.

Als Herr F. sich gesetzt hatte, habe ich ihm die Dynamik seines Nähe-Distanz-Konflikts aufgezeigt und meine spontane Äußerung erklärt: Einerseits habe er mich in den vergangenen Monaten immer wieder vehement zurückgestoßen, andererseits aber habe er jetzt mit seiner Aussage bei der Verabschiedung einen Wunsch nach intensivster Nähe ausgedrückt. Meine spontane Reaktion darauf sei der Hinweis, dass die Lösung dieses Konflikts weder in der völligen Distanzierung noch in der extremen Nähe liege. Meine Rolle als Therapeut sähe ich darin, immer wieder bemüht zu sein, eine »mittlere«, konstruktive Nähe herzustellen und aufrechtzuerhalten. Denn ihm – wie auch mir – würde weder das eine noch das andere guttun. Mit ein paar Worten konnte ich ihm noch aufzeigen, dass er auch in anderen Beziehungen in seinem Leben einen ähnlichen Nähe-Distanz-Konflikt erlebt hatte.

Offensichtlich war es am Ende dieser Sitzung gelungen, die dem provozierenden, entwertenden Verhalten von Herrn F. zugrunde liegende Dynamik zu erhellen, denn in den folgenden Sitzungen änderte sich sein Verhalten grundlegend. Die Vorwürfe des »Psycho-Blablas« tauchten nicht mehr auf, und es war wieder möglich, mit ihm therapeutisch an verschiedenen Problemen zu arbeiten. Selbstverständlich beschäftigte uns das Thema der Nähe-Distanz-Regulierung auch weiterhin, zumal es sich auch später noch in verschiedener Weise in der Behandlung zeigte.

Therapeut:innen, die mit Menschen mit schweren Persönlichkeitsstörungen arbeiten, ist bestens bekannt, dass bei diesen Patient:innen ausgeprägte Ambivalenzkonflikte bestehen (Kernberg, 1976; 2011; Rauchfleisch, 1999; 2019a). Diese werden in der Übertragung reaktiviert und artikulieren sich in der therapeutischen Beziehung. Dies ist auch wichtig, weil die Konflikte auf diese Weise im Hier und Jetzt mit den beiden an der Beziehung Beteiligten sichtbar sind und geklärt werden können.

Menschen mit schweren Persönlichkeitsstörungen sind oft in Familien aufgewachsen, in denen sie keine Möglichkeiten hatten, konstruktive Grenzen kennenzulernen. Entweder wurden sie mit unerbittlicher Härte behandelt und hatten keine Möglichkeit, eigene Wünsche zu artikulieren, die ihnen dann erfüllt worden wären. Oder ihnen wurden keine Grenzen gesetzt und niemand hat sich mit ihnen auseinandergesetzt, damit sie lernen konnten, die Grenzen anderer Menschen zu respektieren und eigene Grenzen als sinnvoll und schützend zu erleben. Zudem sind solche Personen in der Vergangenheit häufig Opfer von Gewalt gewesen, wobei ihre Grenzen rücksichtslos durchbrochen worden sind.

Dies sind Gründe dafür, warum Menschen wie Herr F. enorme Mühe mit der Nähe-Distanz-Regulierung haben. Sie kennen nur die beiden Kategorien »Freund« oder »Feind« und begegnen anderen Menschen mit dieser Haltung. Bezeichnend ist für sie dabei, dass es zu einer abrupten Änderung kommen kann, wenn sie sich beispielsweise durch die zunächst als »Freund« erlebte Person in irgendeiner Weise gekränkt fühlen oder diese Person sich nicht ihren Erwartungen entsprechend verhält. Dann wird unversehens aus dem »geliebten Freund« ein »gehasster Feind«.

Als eine weitere Komplikation kommt hinzu, dass Menschen wie Herr F. in einem ihnen schier unerträglichen Ambivalenzkonflikt leben, indem sie auf der einen Seite eine unendliche Sehnsucht nach Nähe, Akzeptanz und Zuwendung haben und auf der anderen Seite eben diese Nähe fürchten und um jeden Preis zu vermeiden suchen. So sehr sie auch die Nähe anderer Menschen ersehnen, erleben sie, sobald ihnen jemand nahekommt, immense Angst, weil sie fürchten, diese Nähe nicht ertragen zu können, sich vom anderen abhängig zu machen (Rauchfleisch, 2021a) und – wie schon früher im Leben – verletzt zu werden. Man kann bei ihnen von einem *»Sehnsuchts-Angst-Dilemma«* sprechen (Burnham, Gladstone u. Gibson, 1969; Rauchfleisch, 1999; 2020).

Dieses Sehnsuchts-Angst-Dilemma zeigt sich deutlich in dem extrem widersprüchlichen Verhalten von Herrn F., indem er mich und die von mir angebotene Therapie während langer Zeit entwertet und dann bei der Verabschiedung plötzlich eine symbiotische Beziehung zu mir (24 Stunden mit mir zusammen sein) als seine »Rettung« darstellt. In dieser Situation springt er in seinen Gefühlen mir gegenüber von der Kategorie »Feind« unvermittelt in die Kategorie »Freund«. Es ist diese Plötzlichkeit und die in jeder der beiden Kategorien herrschende starke Emotionalität, die eine Situation wie die beschriebene Therapiesequenz zu einer großen Herausforderung machen.

Wir wissen als Therapeut:innen zwar um solche extremen Ambivalenzkonflikte von Menschen mit schweren Persönlichkeitsstörungen und sind zumindest theoretisch auf derartige Situationen eingestellt. Wenn sich eine solche Übertragungsbeziehung jedoch über eine längere Zeit, im Fall von Herrn F. sogar über Monate, hin erstreckt und mit derartig massiven Entwertungen verbunden ist, so kann dies, wie ich es erlebt und beschrieben habe, bei uns Therapeut:innen zu Gefühlen völliger Ohnmacht und im Gefolge davon auch zu aggressiven Gegenübertragungsimpulsen führen. Dabei spielt es oft keine Rolle, wie erfahren die Therapeut:innen sind. Es ist eine Beziehungsdynamik, die eine enorme Herausforderung darstellt und auf die wir uns letztlich kaum vorbereiten können.

Aus diesem Grund war für mich die beschriebene Therapiesequenz mit Herrn F. trotz aller Erfahrung, die ich mit Patient:innen dieser Art habe, eine therapeutische Arbeit an Grenzen. Eine Hilfe war mir in dieser schwierigen Zeit meine Überzeugung, dass der Patient mit seinem Verhalten etwas mitteilen wollte, das es zu verstehen und zu dechiffrieren galt. Dies war der Grund für mein mitunter fast verzweifeltes Bemühen, zu verstehen, welchen latenten Inhalt diese Form der Kommunikation hatte, und die Ursache meines massiven Ohnmachtsgefühls angesichts der permanenten von Herrn F. ausgehenden Zurückweisung aller meiner Deutungsversuche. Da ich jedoch davon überzeugt war, dass es sich lohnen würde, trotz aller Zurückweisungen durchzuhalten, und sich die Botschaft letztlich doch einmal dechiffrieren lassen würde, habe ich nie daran gedacht, die Behandlung abzubrechen.

Es brauchte aber offensichtlich eine so deutliche Sprache, wie Herr F. sie durch die massiven Entwertungen einerseits und seinen symbiotischen Beziehungswunsch andererseits benutzt hat, um mir klar werden zu lassen, dass es um das erwähnte Sehnsuchts-Angst-Dilemma ging und er sich hilflos zwischen seinen divergierenden Wünschen und Ängsten fühlte. Dabei bildete mein Gegenübertragungsgefühl der Ohnmacht vermutlich sein Ohnmachtsgefühl angesichts dieses Konflikts ab.

2.8 Leben im Gestern: »Ich bin halt so. Daran kann ich nichts ändern«

Eine psychotherapeutische Arbeit an Grenzen kann sich auch bei Patient:innen ergeben, die geradezu unerbittlich an einer bestimmten Sicht auf ihr Leben und ein daraus resultierendes Verhalten festhalten. Wir mögen dies psychoanalytisch als »Widerstand« bezeichnen, kognitionstheoretisch als Folge eines irreversiblen »Lernprozesses« interpretieren oder im Sinne der Schematherapie (Young et al., 2008) verstehen als »dysfunktionales maladaptives Schema«, das in der Kindheit erworben und sich im weiteren Leben verfestigt hat. Es mag sein, dass sich die betreffenden Patient:innen in einer Behandlung sogar ein Stück weit von dieser Sicht distanziert haben und zur Einsicht gekommen sind, dass diese Haltung ihrem Leben gegenüber kontraproduktiv ist. Aber sie halten dennoch daran fest und berufen sich darauf: »So bin ich eben!«

Als Frau S. sich im Alter von 63 Jahren bei mir in Therapie begab, war sie bereits mehrmals in Behandlungen gewesen. Sie war, zusammen mit einem zwei Jahre älteren und einem zwei Jahre jüngeren Bruder, mit einem alkoholabhängigen Vater und einer dieser Situation weitgehend hilflos gegenüberstehenden Mutter aufgewachsen. Der Vater sei den Kindern gegenüber zwar nie gewalttätig geworden. Sie habe jedoch sehr unter seinen wechselnden Stimmungen und den Streitigkeiten der Eltern gelitten. Frau S. erinnerte sich, nachts vom lautstarken Streit der Eltern im Nebenzimmer aufgewacht zu sein, von Angst erfüllt, der Vater könne der Mutter etwas antun. Sie sei erst circa 12 Jahre alt gewesen, als die Mutter begonnen habe, ihr immer wieder von den Problemen mit dem Vater zu erzählen und bei der Tochter Trost zu suchen. Mehrmals habe die Mutter geplant, den Vater zu verlassen, letztlich aber, nicht zuletzt aus ökonomischen Gründen, nicht den Mut gehabt, diesen Plan auszuführen.

Frau S. berichtete, angesichts der elterlichen Konflikte habe sie sich hilflos und von der Mutter überfordert gefühlt. Als der Vater im Alter von 55 Jahren an einer Leberzirrhose verstorben sei, sei dies für sie eine Erleichterung gewesen, wobei sie sich dieser Gefühle aber geschämt habe: »So kann man doch nicht auf den Tod des Vaters reagieren!«

Nach seinem Tod habe sich die Situation in der Familie indes nicht grundsätzlich verändert. Die Mutter sei depressiv geworden, habe sich sozial zurückgezogen und sich noch mehr als zuvor auf die Tochter gestützt. Mehr und mehr habe sich in diesen Jahren in ihr das Gefühl entwickelt: »Ich habe keine guten Startbedingungen im Leben gehabt. Es geht nie um mich, sondern immer nur um die anderen.«

Es sei Frau S. aus diesem Grund zunächst wie eine Befreiung erschienen, als sie nach Abschluss der Schule zur Ausbildung in eine andere Stadt gezogen sei, um sich dort als Pflegefachfrau ausbilden zu lassen. Die Freude sei allerdings nur von kurzer Dauer gewesen, da sie im Beruf Ähnliches wie im Elternhaus erlebt habe. Auch im beruflichen Bereich habe sie letztlich nicht die Anerkennung gefunden, die sie erwartet habe, und auch hier hätten ihre Kolleginnen gern ihre Sorgen bei ihr »abgeladen« und sich auf sie abgestützt. »Ob es mir schlecht ging, hat aber niemanden interessiert.«

Da sie vermehrt unter Depressionen litt, suchte Frau S. im Alter von 25 Jahren therapeutische Hilfe. Die Therapeutin habe sie mit Antidepressiva behandelt. In der begleitenden, unregelmäßig stattfindenden Psychotherapie seien zwar die wichtigsten Fragen des täglichen Lebens (Beruf und Beziehungen) besprochen worden. Die Therapeutin sei jedoch nie auf ihr Gefühl einer tiefen Enttäuschung und Unzufriedenheit mit ihrem Leben eingegangen. Wenn überhaupt die Rede darauf gekommen sei, habe die Therapeutin dieses Frau S. quälende Gefühl mit dem Argument beiseitegeschoben: »Das sind halt Gefühle, die viele junge Menschen in der Adoleszenz haben.«

Im Alter von 30 Jahren habe sie einen Mann geheiratet und sei zunächst glücklich mit ihm gewesen. Aber schon nach wenigen Jahren habe sie sich zunehmend unverstanden von ihm gefühlt und habe darunter gelitten, dass er sein ganzes Interesse auf seine berufliche Karriere gerichtet und sie darüber vernachlässigt habe. Die Ehe sei auf beidseitigen Wunsch nach knapp 10 Jahren geschieden worden. Obwohl sie auch keinen Sinn mehr in dieser Ehe gesehen habe, sei sie nach der Scheidung depressiv geworden, habe sich weitgehend von sozialen Kontakten zurückgezogen und unter dem Eindruck gestanden: »Es ist in meinem Leben immer das Gleiche: Die anderen haben es gut, haben Erfolge und fühlen sich wohl. Ich aber habe schlechte Karten und keine Chance, damit es mir besser geht.«

Sie habe daraufhin einen zweiten Behandlungsversuch im Rahmen einer Gruppentherapie unternommen. Die Gruppengespräche seien zwar »interessant« gewesen, und sie habe viel »gelernt«. Ihr grundlegendes Lebensgefühl, »schlechte Karten« zu haben und »immer die Verliererin« zu sein, habe sich durch die Behandlung jedoch nicht geändert. Sie habe die Therapie nach einem Jahr abgebrochen.

In der Folge sei sie »einigermaßen über die Runden gekommen«, da sie in ihrem Beruf als Pflegefachfrau doch gewisse Erfolge gehabt habe und sich einen kleinen Freundeskreis habe aufbauen können. Wirklich zufrieden mit ihrem Leben sei sie aber letztlich nicht gewesen. Als sie mich nun im Alter von 63 Jahren aufsuchte, stand sie kurz vor der Pensionierung und machte sich Sorgen darüber, wie sie die Zeit nach der Pensionierung gestalten könne.

In der Behandlung kamen die wichtigsten Frau S. belastenden Themen ihres Lebens zur Sprache: die schwierigen Bedingungen, unter denen sie aufgewachsen war; die Tatsache, dass sie der Mutter als Unterstützung dienen musste, als sie selbst noch ein Kind war und die Unterstützung der Mutter gebraucht hätte; sowie ihre sich immer wiederholende Erfahrung im Umgang mit anderen Menschen, dass sie die anderen unterstützte, sich die anderen aber nicht für sie interessierten. Frau S. verstand, nicht nur intellektuell, sondern durchaus auch emotional, die Zusammenhänge zwischen den Erfahrungen der Kindheit und ihren heutigen Gefühlen, verharrte bei der Frage, was sie jetzt tun könne, um ihre Situation zu verändern, aber bei der Feststellung: »Ich bin halt so. Das kann ich nicht ändern.«

In Therapien erlebe ich nicht selten eine solche Phase, in der es den Patient:innen Mühe macht, ihre bisherige Sicht zu verändern. Eine neue Sicht einzunehmen und die Vergangenheit hinter sich zu lassen, heißt ja nicht nur, Schritte in eine positive Gefühle versprechende Zukunft zu tun. Die Veränderung der bisherigen Lebenseinstellung hat auch zu tun mit Trauer über die verpassten Gelegenheiten in der Vergangenheit und mit Wut und Enttäuschung über die Bezugspersonen, die den Patient:innen nicht gerecht geworden sind. Es können auch Rachegefühle denen gegenüber auftauchen, die – wie Frau S. es ihrer Mutter gegenüber empfand – auf Kosten der Patient:innen gelebt haben, und der Wunsch: »Die sollen dafür büßen und nicht so leicht damit davonkommen, dass es mir nun besser geht.« Die Veränderung der Sicht auf das Leben ist schließlich immer auch ein Stück weit das Aufgeben einer, wenn auch negativen, so aber doch bisher Sicherheit gebenden Identität.

In Anbetracht dieser Überlegungen hieß für mich deshalb die Formulierung von Frau S. »Ich bin halt so. Das kann ich nicht ändern« keineswegs, dass die Therapie hier enden würde. Indes verfehlten alle meine Versuche, mit Frau S. daran zu arbeiten, dass sie eine neue Haltung ihrem Leben gegenüber einnehmen könnte, ihre Wirkung. Sie beharrte dezidiert darauf, dass ihr Leben so »beschissen« gewesen sei, wie sie es geschildert habe, und dass sie deshalb mit ihrer Einschätzung, dass es weiter so bleiben werde, recht habe: »Davon kann mich niemand abbringen!«

Nach der eineinhalb Jahre dauernden Therapie teilte mir Frau S. mit, dass sie die Behandlung beenden wolle. »Weitere Sitzungen bringen mir nichts. Es ändert sich dadurch doch nichts.«

Ich habe diese Therapiesequenz dargestellt, weil mich auch eine solche Situation an therapeutische Grenzen gebracht hat. Gewiss kann man überlegen, ob die eine oder andere therapeutische »Technik« noch zu einem anderen Resultat hätte führen können. Ein gewisser Trost mag auch darin liegen, dass Frau S. sich nicht in einer extrem desolaten Situation befand und bisher in ihrem Leben ja auch einigermaßen zurechtgekommen war. Dennoch ist dies ein Beispiel für eine Situation, mit der wir als Therapeut:innen immer wieder einmal konfrontiert werden und auf die wir uns letztlich schwer vorbereiten können. Es sind auch insofern Grenzsituationen, als eine Tragik darin liegt, dass ein Mensch sich geradezu verzweifelt an eine alte, Leiden erzeugende Einstellung klammert, obwohl die Behandlung ihm Möglichkeiten einer positiven Änderung eröffnet.

Unsere Therapiemodelle vermitteln uns, um es etwas salopp auszudrücken, dass es nur die richtige Deutung im richtigen Moment (Psychoanalyse) oder die richtige kognitive Intervention (kognitive Verhaltenstherapie) oder die richtige Arbeit an den maladaptiven Schemata (Schematherapie) oder die richtige Methode der Affektregulierung (Mentalisierungstherapie) braucht, damit wir in der Behandlung erfolgreich sind. Wenn in Supervisionen oder Kursen der therapeutischen Ausbildung überhaupt die Rede von Situationen ist, wie ich sie am Beispiel von Frau S. beschrieben habe, so werden die Therapeut:innen zumeist angeregt, den »richtigen« Weg zur Bearbeitung des Problems zu suchen. Oder es heißt allenfalls, die betreffenden Patient:innen seien für eine Therapie »ungeeignet«. So finden sich in der Fachliteratur auch nur ausgesprochen selten Berichte über »gescheiterte« Behandlungen, was vor allem bei noch wenig erfahrenen Kolleg:innen den Eindruck hinterlässt, jede Behandlung müsse erfolgreich beendet werden können.

Im Grunde sind jedoch Patient:innen wie Frau S. nicht die Einzigen, die uns mit einer solchen Grenze des Machbaren konfrontieren. Denken wir an Opfer von Traumatisierungen durch Krieg, Folter und andere Gewalterfahrungen mit schweren Posttraumatischen Belastungsstörungen, so wissen wir, dass auch bei ihnen keine völlige »Heilung« möglich ist. Wir können ihnen durch intensive Therapien behilflich sein, wieder eine gewisse Stabilität in ihren Gefühlen und ihrem Leben zu finden, aber einen Zustand wie vor der Traumatisierung werden sie oftmals nicht mehr erreichen können.

Auch bei Menschen mit Suchterkrankungen kennen wir chronische Verläufe mit schwerwiegenden psychischen und körperlichen Schäden, und auch unter ihnen gibt es etliche, bei denen wir nicht mit einer »Heilung« rechnen können. Im besten Fall können wir bei ihnen durch therapeutische Maßnahmen einen völligen Zusammenbruch (unter Umständen mit Todesfolge), hinauszögern und ihnen ermöglichen, ein menschenwürdiges Leben zu führen.

Beide genannte Gruppen, Extremtraumatisierte ebenso wie Süchtige, gehören indes zu den Patient:innen, die von den meisten Therapeut:innen nicht gern behandelt werden. Grund dafür sind nicht zuletzt die »geringen Erfolgschancen« in ihren Behandlungen. Zu dem Druck, der von den verschiedenen Therapieschulen ebenso wie von den Krankenkassen hinsichtlich erfolgreicher Therapien ausgeht, kommen dann noch die Vorstellungen der Behandelnden von ihrer beruflichen Tätigkeit sowie ihre persönlichen Ambitionen.

Verglichen mit extremtraumatisierten und von einer Suchterkrankung betroffenen Menschen fällt es uns bei Patient:innen wie Frau S. insofern oft noch schwerer zu akzeptieren, dass wir – zumindest im Moment – in der Behandlung nicht weiterkommen, da wir die Situation von Frau S. als weniger schwerwiegend ansehen. Dass Menschen nach massiven Gewalterfahrungen und mit chronischen Suchterkrankungen an Grenzen ihrer Veränderbarkeit stoßen, leuchtet viel eher ein als die Situation einer Frau, die zwar schwierige Startbedingungen in ihrem Leben hatte und auch eine über viele Jahre sich erstreckende psychische Störung aufweist. Sie erscheint uns aber aus unserer Außensicht fähig, aus den in der Therapie erzielten Einsichten Konsequenzen zu ziehen, die im Erleben und Leben der Patientin sichtbar werden.

Wenn in dieser Situation ein:e Patient:in wie Frau S. auch noch dezidiert betont: »Ich bin halt so. Das kann ich nicht ändern. Davon kann mich niemand abbringen«, löst dies bei uns Therapeut:innen vermutlich noch einmal stärker den Eindruck aus, die Patientin »verweigere« ihre Mitarbeit und sei nicht »bereit«, sich auf eine Änderung ihrer Haltung ihrem Leben gegenüber einzulassen. Viel weniger kommt uns in den Sinn, dass sie vielleicht *an die Grenzen ihrer Veränderbarkeit gestoßen ist und wir mit ihr zusammen diese Grenze akzeptieren müssen.*

Wenn ich als Leitlinie dieses Buches eingangs geschrieben habe, es gehe bei den hier dargestellten Beispielen um Situationen, auf die wir uns nicht oder kaum vorbereiten können, so muss ich diese Charakterisierung im Fall von Frau S. etwas relativieren. Wir sind bei Patient:innen wie ihr mit einer Situation konfrontiert, die wir schwer ertragen, weil wir von außen und von unserem eigenen Berufsverständnis her unter dem Druck stehen, »erfolgreich« zu sein, das heißt, Patient:innen zu »heilen«. Hinzu kommt die erwähnte Tragik, dass sich jemand wie Frau S. an die alte, ihr großes Leid bringende Einstellung klammert und die Möglichkeit auf eine positive Änderung, die eine Therapie bringen kann, zurückweist.

Es fällt uns deshalb schwer zu akzeptieren, dass es eine keineswegs geringe Zahl von Menschen gibt, die in Behandlungen an eigene Grenzen und wir zusammen mit ihnen auch an unsere persönlichen Grenzen stoßen, die wir akzeptieren müssen. Dies bedeutet nicht therapeutische Resignation, sondern Anerkennung einer Realität, der wir und unsere Patient:innen nicht ausweichen können und nicht ausweichen sollten. Es ist eine genauso wichtige und für die Patient:innen hilfreiche Arbeit, wenn wir Menschen auf ihren je eigenen Wegen, unabhängig von den jeweiligen Zielen und »Erfolgs«möglichkeiten, begleiten.

Letztlich entscheidet jede:r Patient:in für sich, welchen Weg sie/er in der Behandlung einschlagen und bis zu welchem Punkt sie/er zusammen mit uns gehen will und kann. Und es liegt nicht bei uns, Ziele zu definieren, die wir für richtig und wichtig halten. Diese Entscheidung liegt allein bei den Patient:innen. Dieser Grundsatz gilt nach meinem Verständnis für alle Patient:innen. Nur wird er bei Personen wie Frau S. unter Umständen zu einem Problem für uns, weil wir uns mit dem erreichten Ziel nicht zufriedengeben wollen.

2.9 »Wohin gehen Sie jetzt? Darf ich Sie begleiten?«

In der Behandlung von Menschen mit schweren Persönlichkeitsstörungen kommt der Grenzsetzung eine große Bedeutung zu. Diesen Patient:innen mangelt es häufig an innerer Struktur, da ihre Ich-Funktionen (zum Beispiel Denken, Wahrnehmen, Realitätskontrolle, Steuerung ihrer Affekte) Defizite aufweisen, sie unter massiven Selbstwertproblemen leiden und sie vielfach nicht gelernt haben, konstruktiv mit Nähe und Distanz umzugehen. Aus diesem Grund muss ihnen ein klar definierter Behandlungsrahmen geboten werden, bei dem der Mangel an innerer Struktur durch die äußere Struktur ersetzt wird. Bei allen Unterschieden zwischen den verschiedenen Therapieschulen betonen sie alle die Notwendigkeit solcher klarer Grenzsetzungen.

Die wichtigsten Aspekte bei den Grenzsetzungen sind der Schutz der Patient:innen, der Schutz der Therapeut:innen und der Schutz des Therapieraums. Letzterer muss durch die Grenzsetzung klar definiert sein, und die vorgegebenen Regeln müssen von beiden am therapeutischen Prozess beteiligten Personen, den Patient:innen ebenso wie den Therapeut:innen, eingehalten werden.

Bei der Definition der Grenzen müssen wir uns als Therapeut:innen indes fragen, ob und wie es möglich ist, dass sie von den Patient:innen eingehalten werden. Es macht keinen Sinn und wäre therapeutisch kontraproduktiv, Grenzen zu definieren, bei denen wir unfähig wären, sie bei Grenzverletzungen durch die Patient:innen einzuhalten. Dies ist theoretisch klar. In der Praxis aber gibt es Situationen, in denen es schwierig ist, gemäß dieser Regel zu handeln. Die folgende Therapiesequenz möge dies veranschaulichen.

Herr A., ein 22-jähriger Mann, der mir von der Sozialdienststelle seines Heimatortes zur Psychotherapie überwiesen worden war, hatte von Kindheit an Verhaltensauffälligkeiten gezeigt. Er stammte aus einer Familie, in der erhebliche Spannungen bestanden: Die Eltern führten eine von vielen Konflikten geprägte Ehe, der Vater war seiner Ehefrau und dem Sohn gegenüber immer wieder massiv gewalttätig gewesen, und Herr A. war bereits in der Schulzeit durch Schulschwänzen, Diebstähle und die Unfähigkeit, tragfähige soziale Kontakte aufzubauen und aufrechtzuerhalten, aufgefallen. Eine vom Schulpsychologischen Dienst dringend empfohlene Therapie war indes nicht zustande gekommen, da die Eltern eine solche Maßnahme nicht unterstützt und offenbar sogar torpediert hatten.

Auch auf mein Psychotherapieangebot ließ Herr A. sich eher widerwillig ein. »Die von der Sozialdienststelle meinen, ich soll zu Ihnen gehen«, war seine Begründung dafür, die Therapie aufzunehmen. Eine eigene Motivation war nicht spürbar. Zu Beginn der Behandlung erschien er relativ häufig nicht zu den vereinbarten Sitzungen und begründete sein Fernbleiben mit vagen Ausreden, meist mit dem Hinweis, er habe den Termin »vergessen«.

Im Verlauf der Zeit hielt Herr A. die vereinbarten Sitzungen zwar ein. Es kam bei ihm jedoch immer wieder zu Wutausbrüchen, in denen er lautstark über seine Eltern, seine Kollegen und insbesondere über seinen Arbeitgeber schimpfte. Mitunter wendete er sich auch wütend gegen mich und warf mir vor, ihn nicht genügend zu unterstützen. Er trat mir gegenüber zwar nie bedrohlich auf. Seine Wutausbrüche steigerten sich jedoch im Verlauf der Zeit, und er schrie in solchen Situationen lauthals, sodass ich ihn bitten musste, sich zu mäßigen. Dabei wies ich ihn darauf hin, dass in den anderen Praxiszimmern Kolleg:innen und Patient:innen seien und dass es in dem Haus meiner Praxis Mieter:innen gebe, auf die wir Rücksicht nehmen müssten.

Obwohl Herr A. selbst keineswegs den Eindruck hatte, zu laut zu sein, willigte er ein, sich zu mäßigen. Im Sinne einer Grenzsetzung teilte ich ihm mit, dass ich die Sitzung abbrechen würde, wenn er noch einmal laut losschreien und sich nicht mäßigen würde.

Schon wenige Sitzungen später kam es wieder zu einer lauten Schimpferei, diesmal wegen einer »Unverschämtheit«, die er von seinem Arbeitgeber erfahren habe. »Ich schlag dieses Arschloch zusammen«, schrie er und rannte mit geballten

Fäusten wütend im Zimmer hin und her. Ich forderte Herrn A. auf, sich wieder zu setzen und leiser zu sprechen. Dies löste indes einen neuen Wutanfall bei ihm aus, und er begann, mich zu beschimpfen, ich würde anscheinend gut finden, was sein Chef tue: »Ihr seid alle die gleichen Arschlöcher!«

Wie früher besprochen, teilte ich Herrn A. mit, dass ich die Sitzung abbrechen möchte und wir uns in der kommenden Woche zur gewohnten Zeit wiedersehen würden. Er starrte mich ungläubig an, verharrte kurz, drehte sich dann um und verließ wortlos mein Zimmer.

Als ich eine halbe Stunde später das Haus, in dem die Praxis lag, verließ, traf ich Herrn A. vor der Türe an. Er kam auf mich zu und fragte: »Und was jetzt?«. Ich antwortete ihm: »Wir sehen uns in der nächsten Woche zur üblichen Stunde. Auf Wiedersehen.« »Wohin gehen Sie jetzt?«, war die nächste Frage von Herrn A. Obwohl mich diese Frage irritierte und ich fand, ich müsse ihm keine Auskunft darüber geben, was ich in meiner Freizeit, die ja nun begonnen hatte, tue, antwortete ich: »Ich gehe einkaufen.« »Darf ich Sie begleiten?«, war die Reaktion von Herrn A.

Ich überlegte kurz, ob ich meinem ersten Impuls folgen sollte, zu sagen, dass ich das nicht möchte. Ich entschied mich jedoch, ihm zu erlauben, mich auf dem Weg bis zum Supermarkt, der in nächster Nähe lag, zu begleiten. Mir war bei der kurzen Reflexion eingefallen, dass Patient:innen wie Herr A. in ihrem bisherigen Leben Aggression nur in ihrer destruktiven Form erlebt haben und dass für sie aufgrund ihrer in »Gut« und »Böse« gespaltenen Bilder anderer Menschen eine aggressiv getönte Abgrenzung einem totalen Beziehungsabbruch gleichkommt. Mir schien, dass die verbale Mitteilung, wir würden uns in der kommenden Woche zur gewohnten Zeit wieder treffen, vielleicht nicht ausreichte. Vielleicht müsste ihm die Zusicherung, dass mit dem Abbruch der Sitzung unsere Beziehung nicht zerstört war, durch eine nonverbale, handlungsmäßige Intervention, wie wir sie aus der Therapie von Kindern kennen, stärker erlebbar gemacht werden.

Der Erlaubnis, mich zu begleiten, fügte ich hinzu, dass wir nicht weiter über die Therapie sprechen würden, sondern über irgendetwas anderes plaudern könnten, und dass er mich nur bis zur Tür des Supermarkts begleiten dürfe. Dann wolle ich allein einkaufen. Herr A. willigte ein und ging, spürbar erleichtert, mit mir zusammen die circa 4 Minuten bis zum Supermarkt. Hier verabschiedeten wir uns, wobei er noch fragte, ob die Sitzung in der nächsten Woche stattfinde. Ich bestätigte dies und wies darauf hin, dass das doch nie infrage gestellt gewesen sei. Herr A. schaute mich prüfend an, hielt meine Hand länger, als es bei einer Verabschiedung üblicherweise geschieht, und ging.

Die geschilderte Therapiesequenz ist in verschiedener Hinsicht ungewöhnlich. Zum einen erleben wir im Allgemeinen selbst bei Patient:innen mit schweren Persönlichkeitsstörungen eher selten Wutausbrüche von solcher Heftigkeit, wie ich sie bei Herrn A. erlebt habe. Zum anderen gelingt es in solchen Situationen meist, durch Grenzsetzungen Rahmenbedingungen zu schaffen, welche die Patient:innen dann auch – zumindest mehr oder weniger – einhalten. Nur selten habe ich erlebt, dass ich bei einer Missachtung solcher Rahmenbedingungen die Therapiesitzung abbrechen musste.

Ungewöhnlich ist zum anderen aber auch die sich an den Abbruch der Sitzung anschließende Begegnung von uns beiden vor dem Haus und das dort geführte Gespräch. Bei der Schilderung dieser Situation habe ich bereits die Gedanken mitgeteilt, die mir durch den Kopf gingen, als Herr A. mich fragte, was ich vorhabe und ob er mich zum Supermarkt begleiten dürfe. Es ist diese Sequenz unserer Begegnung und meine Bereitschaft, dem Patienten zu erlauben, mich bis zum Supermarkt zu begleiten, die mich bewogen hat, diese Situation hier aufzunehmen.

In der therapeutischen Ausbildung erfahren wir im Allgemeinen nicht von solchen Situationen. Und selbst wenn wir von ähnlichen Begegnungen gehört oder gelesen haben, werden wir in einem solchen Moment, wenn wir selbst damit konfrontiert sind, in jedem Fall eine große Irritation und Verunsicherung erleben. Hinzu kommt, dass mir nur sehr kurze Zeit blieb, zu überlegen, welches eine therapeutisch sinnvolle und die Entwicklung des Patienten fördernde Intervention sein könnte. Ich musste mehr oder weniger spontan reagieren und die mir einfallenden Überlegungen zur Grundlage meiner Antwort machen.

Auf die Frage des Patienten: »Und was jetzt?«, hatte ich geantwortet: »Wir sehen uns in der nächsten Woche zur üblichen Stunde.« Damit hatte ich signalisiert, dass die Therapie nicht infrage gestellt war und »wie üblich« weitergeführt würde. Seine zweite Frage: »Wohin gehen Sie jetzt?«, zeigte mir indes, dass diese verbale Intervention nicht ausreichte, seine Angst, dass die Beziehung zwischen uns zerstört worden sei, wenigstens so weit zu mildern, dass er sich von mir verabschieden konnte.

Daraus resultierte meine Entscheidung, ihm zu erlauben, mich bis zum Supermarkt zu begleiten. Damit hatte ich den Bereich verbaler Interventionen verlassen und hatte eine *nonverbale, handlungsmäßige Interventionsform* gewählt. In der Behandlung von Kindern verwenden wir solche handlungsmäßigen Interventionen häufig, indem wir mit ihnen zusammen spielen, gemeinsam zeichnen oder beispielsweise beim Sceno-Test in die von den Patient:innen gebaute Szene handelnd eingreifen.

Diese Art der Intervention ist jedoch bei erwachsenen Patient:innen ungewöhnlich und wird von vielen Therapeut:innen nicht verwendet oder sogar abgelehnt, weil gerade die Patient:innen mit schweren Persönlichkeitsstörungen ja häufig in extremem Maße zum Handeln neigen. In der Therapie wollen wir ihnen gerade dazu verhelfen, nicht zu handeln, sondern zu reflektieren und

Introspektionsfähigkeit zu entwickeln. Dennoch ist es nach meiner Erfahrung sinnvoll – und die Therapiesequenz mit Herrn A. dient der Veranschaulichung eines solchen Vorgehens –, dass wir auch bei erwachsenen Patient:innen mitunter nonverbale, handlungsmäßige Interventionen einsetzen, weil diese eine weitaus stärkere Wirkung auf die Patient:innen haben als verbale Mitteilungen.

Dies ist insofern verständlich, als Herr A. durch die wenigen Minuten, in denen er mit mir gemeinsam zum Supermarkt ging, unmittelbar gespürt hat, dass in unserer Beziehung sein bisheriges Beziehungsmuster keine Gültigkeit mehr hatte. Hier hat er die reale Erfahrung gemacht, dass Aggression nicht zwangsläufig zu einer Zerstörung der Beziehung führt und dass es nicht nur die Kategorien »Freund« oder »Feind« gibt, sondern dass eine klare Grenzsetzung (die er zweifellos als von mir gegen ihn gerichtete Aggression erlebt hat) nicht bedeutet, dass ich nun sein Feind war. Im Sinne von Bauriedl (1980), deren Beziehungstheorie ich in Kapitel 1 dargestellt habe, agierte Herr A. nach dem Prinzip »Ich *oder* Du«, während ich ihn durch die handlungsmäßige Intervention eine Beziehung vom Typ »Ich *und* Du« erleben ließ.

Im Sinne des in Kapitel 1 beschriebenen Beziehungsmodells von Crain (2025) lässt sich diese Therapiesequenz so verstehen, dass die in der Sitzung herrschende Gemeinsamkeit durch den Abbruch der Sitzung für den Patienten infrage gestellt worden war und Herr A. dadurch die Differenz zwischen uns in einer ihn ängstigenden Form erlebt hatte. Durch die handlungsmäßige Intervention war es möglich, ihn eine neue Form der Gemeinsamkeit erleben zu lassen, die Gemeinsamkeit bei gleichzeitiger Anerkennung der Differenz möglich machte.

Da die Kategorisierung in »Freund« und »Feind« mithilfe von Spaltungsmechanismen erfolgt, hat der gemeinsame Weg zum Supermarkt auch diese Abwehrformation gleichsam unterwandert, indem Herr A. durch mein Verhalten erlebte – und nicht nur hörte –, dass ich ihn wegen unserer Auseinandersetzung und dem von mir eingeleiteten Ende der Sitzung nicht von der Kategorie »Freund« in die Kategorie »Feind« versetzt hatte. Zugleich erlebte er durch die Erfahrung, mich begleiten zu dürfen, dass sein Beziehungsmodell, in dem eine Auseinandersetzung zwangsläufig zum Wechsel vom »Freund« zum »Feind« führte, in diesem Fall nicht zutraf. Auf diese Weise konnte der Patient ein Stück weit Ambivalenz erleben, was durch den Spaltungsmechanismus verhindert werden soll. Auch hierbei war das Erleben einer realen Situation wirksamer als verbale Deutungsversuche.

Ich habe in Kapitel 1 die Überlegungen von Sachse (o. J.) zitiert, der im Hinblick auf unsere Interventionen ausführt, dass diese explizit formuliert sein sollen, sodass sie von den Patient:innen nicht »dekodiert« werden müssen. Im Umgang mit Patient:innen mit schweren Persönlichkeitsstörungen wie Herr A. sie aufwies, habe ich demgegenüber die Erfahrung gemacht, dass nonverbale, handlungsmäßige Interventionen in bestimmten Phasen der Behandlung wirkungsvoller – weil direkt erlebbar – sind als verbale Deutungen.

Wenn ich erwähnt habe, dass handlungsmäßige Interventionen in der Kindertherapie gebräuchlich sind, könnte dadurch der Eindruck entstehen, ich würde den erwachsenen Patienten wie ein Kind behandeln. Dies ist absolut nicht der Fall. Mir war völlig klar, dass ich es bei Herrn A. mit einem jungen Erwachsenen zu tun hatte, mit all den Verletzungen, die er in seinem Leben erfahren hatte, und der sozialen Fehlentwicklung, die er aufwies. In Anbetracht seiner schweren Persönlichkeitsstörung erschien es mir aber therapeutisch sinnvoll, im Umgang mit ihm auch, wie bei der Begleitung zum Supermarkt, handlungsmäßige Interventionen zu verwenden.

Das Charakteristische der handlungsmäßigen Interventionen liegt darin, dass ihr Inhalt nicht, wie bei den sonst üblichen verbalen Interventionen, expressis verbis benannt wird. Es geht bei dieser Art von Intervention auch nicht um Einsicht, welche die Patient:innen dadurch gewinnen können, sondern die therapeutische Botschaft erschließt sich ihnen *unmittelbar auf emotionaler Ebene.* Dies bedeutet nicht, dass dieses Erleben in späteren Sitzungen nicht auch durch verbale Interventionen ergänzt, bewusst gemacht und bearbeitet werden kann. Da es sich in Situationen, wie ich sie bei Herrn A. beschrieben habe, vielfach um Erfahrungen aus präverbaler Zeit handelt, scheint mir aber eine erste Reaktion auf nonverbaler Ebene die angemessene zu sein.

Nach meiner Erfahrung lässt sich allerdings keine Regel aufstellen, wann solche Interventionen indiziert sind und wann nicht. Wie bereits erwähnt, würden viele Therapeut:innen handlungsmäßige Interventionen nicht bei Erwachsenen anwenden. Und ich kann mir durchaus vorstellen, dass ich bei anderen Patient:innen oder auch bei Herrn A. in einer anderen Situation nicht auf die Idee kommen würde, eine solche Intervention zu verwenden. Insofern arbeiten wir in einer Situation, wie ich sie bei Herrn A. beschrieben habe, immer an Grenzen und müssen spontan und doch zugleich reflektiert reagieren.

2.10 »Ich wollte ihr eins mit der Axt über den Kopf hauen!«

In diesem Beispiel geht es ebenfalls um eine handlungsmäßige Intervention, diesmal aber als Reaktion von mir auf eine gefährliche Situation.

Herrn O. war vom Gericht eine Psychotherapie auferlegt worden, nachdem er wiederholt wegen Diebstählen, Einbrüchen und schweren Körperverletzungen verurteilt und in Haft gewesen war. Zentrale Probleme dieses Mannes waren seine hohe Kränkbarkeit und eine daraus resultierende, zum Teil hoch aggressive Impulsivität. Wie häufig bei derartigen Persönlichkeiten lag die Ursache dieses Verhaltens in massiven Selbstwertproblemen, aufgrund derer er jegliche – auch nur vermeintliche – Kritik von außen als schwere Kränkung erlebte und darauf mit narzisstischer Wut reagierte.

In der Therapie ging es vor allem darum, ihn reale Bestätigung und Erfolge erleben zu lassen und auf diesem Weg sein Selbstwertgefühl zu stabilisieren. Da er ein guter Arbeiter war, fand er im Beruf zunehmend Anerkennung. Probleme ergaben sich jedoch immer dann, wenn Herr O. sich nicht respektiert und wertgeschätzt empfand. So äußerte er beispielsweise, er habe eine »wahnsinnige Wut bekommen«, weil ein Arbeitskollege nicht auf seinen Guten-Morgen-Gruß reagiert habe. Oder er sei drauf und dran gewesen, die Arbeitsstelle zu verlassen, weil sein Vorgesetzter eine kritische Bemerkung gemacht habe. Immerhin war es im Verlauf der Therapie möglich, mit ihm diese Situationen zu besprechen, und es gelang ihm zunehmend, sich in der jeweiligen Situation so weit zu steuern, dass er nicht überschießend aggressiv reagierte.

Eine gefährliche Situation ergab sich jedoch, als Herr O. eines Tages, spürbar angespannt, mit einer Plastiktasche, in der er eine Axt hatte, in die Therapiesitzung kam. Ich vermutete, dass er die Axt gerade gekauft hatte und sie zum Holzhacken verwenden wolle. Da er jedoch in einem Mehrfamilienhaus wohnte und keinen Garten hatte, fragte ich ihn erstaunt, warum er die Axt gekauft habe.

Es war, als ob meine Frage einen Damm durchbrochen hätte, und Herr O. begann voller Wut Folgendes zu berichten: Er sei vorhin in einem Kaufhaus gewesen und die Rolltreppe hinaufgefahren. Da habe eine Frau, die sich ihm gegenüber auf der hinunterfahrenden Rolltreppe befunden habe, ihn »blöd« angeschaut und »hämisch gegrinst«. Er habe daraufhin eine »wahnsinnige Wut« bekommen, sei in die Abteilung gegangen, wo er diese Axt gekauft habe, um sie »dieser blöden Sau über den Kopf zu hauen«. »Leider war sie aber schon weg.« Noch jetzt, als Herr O. mir von dieser Situation berichtete, war seine immense Wut spürbar.

Ich war aufgrund seiner Schilderung höchst beunruhigt und überlegte krampfhaft, wie ich reagieren sollte. Eines war mir klar: Ich würde ihn auf keinen Fall mit dieser Axt wieder gehen lassen. Aber wäre es ein therapeutisch sinnvolles Verhalten, ihm lediglich die Axt abzunehmen? Dadurch würde zwar die Gefahr für potenzielle Opfer vermindert, obwohl Herr O. sich natürlich ohne Weiteres gleich wieder eine neue Axt oder eine andere gefährliche Waffe kaufen könnte. Aus irgendeinem Grund behagte mir der Gedanke jedoch nicht, ihm die Axt einfach abzunehmen. Selbstverständlich würde ich ihm klar machen, dass dies ein extrem aggressives, für die erwähnte Frau, aber auch andere Menschen gefährliches Verhalten sei, das absolut nicht zu dulden wäre. Aber würde dies in Anbetracht seiner massiven Aggression reichen?

Während mir diese Überlegungen beim weiteren Bericht des Patienten über die Situation im Kaufhaus durch den Kopf gingen, hatte ich plötzlich den Einfall, ich könnte die Therapiesitzung dazu benutzen, jetzt gleich mit ihm zusammen in das Kaufhaus zu gehen, die Axt dort wieder zurückzugeben, und er würde sein Geld zurückbekommen. Je länger ich darüber nachdachte, desto mehr überzeugte mich dieses Vorgehen, bot es doch die Möglichkeit, in einem gleichsam symbolischen Akt die Destruktivität (Axt) in etwas Konstruktives (Geld) zu überführen.

Herr O. empörte sich zwar nach wie vor über die Frau, von der er sich unverschämt behandelt gefühlt hatte, und berichtete in allen Details, was er bei ihrem Anblick erlebt hatte. Aber er beruhigte sich zusehends, sodass ich ihn zum einen auf die Gefahr hinweisen konnte, die in dieser Situation für die Frau als potenzielles Opfer und auch für ihn als Täter von Gewalt bestanden habe. Zudem machte ich deutlich, dass eine solche aggressive Reaktion, die aus einer nur vermeintlichen, sicher nicht der Realität entsprechenden Kränkung heraus erfolgt sei, absolut unzulässig ist, und schlug ihm vor, dass wir beide jetzt die Axt in das Kaufhaus zurückbringen sollten.

Der Patient schaute mich ungläubig an und fragte, ob ich das ernst meine. Ich wolle jetzt mit ihm zusammen in das Kaufhaus gehen und die Axt zurückbringen? Ich bejahte das und wies darauf hin, dass es ja seine Therapiestunde sei, die wir für alles, was ihm nützlich sei, verwenden könnten. Da ich die Rückgabe der Axt als etwas Nützliches ansähe, wäre das für mich eine sinnvolle Aktion. Herr O. nickte, und wir machten uns auf den Weg zum Kaufhaus.

Da Herr O. die Quittung aufgehoben hatte, war es nicht schwierig, die Axt zurückzugeben, sodass ihm das Geld erstattet wurde. Da das Kaufhaus in nächster Nähe meiner Praxis lag, war es möglich, nach der Rückgabe der Axt noch in die Praxis zurückzugehen und dort 10 Minuten zusammen über die Situation zu sprechen, die uns natürlich auch in den folgenden Sitzungen immer wieder beschäftigte.

Die geschilderte Sequenz aus der Therapie von Herrn O. ist in mancher Hinsicht der Situation ähnlich, die ich mit Herrn A. erlebt hatte, als er mich nach der abgebrochenen Therapiesitzung zum Supermarkt begleiten wollte (siehe Kapitel 2.9). In beiden Fällen habe ich eine handlungsmäßige Interventionsform gewählt, nur war die Botschaft, die ich damit den Patienten gegeben habe, völlig unterschiedlich. Ging es bei Herrn A. darum, dass er durch das Zusammensein mit mir erleben sollte, dass unserer Beziehung nicht zerstört war, so war es bei Herrn O. meine Absicht, durch das gemeinsame Handeln die Destruktivität (Axt) in etwas Konstruktives (Geld) zu überführen.

Aus der bisherigen Therapie war mir zwar die extreme Kränkbarkeit von Herrn O. bekannt, hatte er doch, wie bereits erwähnt, beispielsweise seine Arbeitsstelle verlassen wollen, nur weil sein Chef ihn geringfügig kritisiert hatte.

Aber dass er einen nur vermeintlich abschätzigen Blick einer ihm völlig fremden Frau als so schwere Kränkung erlebt hatte, dass er darauf mit einer derart heftigen Aggression reagiert hatte, beunruhigte mich enorm. Ich war deshalb, als er mir von dem Vorfall im Kaufhaus berichtete, im ersten Moment fassungslos und völlig unentschlossen, wie ich darauf reagieren sollte.

Ich war mir nur in der einen Hinsicht sicher, nämlich dass ich ihm unmissverständlich klar machen würde, dass ein solches Verhalten absolut inadäquat ist. Nur schien mir eine solche verbale Intervention zu schwach für eine so gravierende Situation. Deshalb war mein erster Gedanke, in handelnder Form zu intervenieren, indem ich ihm die Axt abnähme. Ähnliches habe ich mitunter auch bei anderen Patient:innen getan, die Waffen bei sich trugen.

Aber selbst eine solche Intervention schien mir bei Herrn O. noch zu schwach angesichts der Brisanz der Situation. Ich spürte, dass es einer viel grundsätzlicheren Interventionsform bedurfte, mit der auf eine gleichsam symbolische Weise die Destruktivität in etwas Positives, Konstruktives verwandelt werden musste. Vor diesem Hintergrund kam mir der Gedanke, mit ihm zusammen die Axt ins Kaufhaus zurückzubringen, damit ihm das Geld erstattet würde.

Bei der nachträglichen Reflexion dieser Therapiesequenz ist mir bewusst geworden, dass zum einen die Umwandlung der Destruktivität in etwas Konstruktives wichtig gewesen ist. Zum anderen war ein vermutlich therapeutisch relevanter Faktor in dieser Intervention, dass wir den Umtausch gemeinsam vorgenommen haben. Ähnlich wie bei Herrn A., der mich zum Supermarkt begleitete, war wohl auch bei Herrn O. das *gemeinsame Erleben* von großer Bedeutung. Ich hatte mich in Anbetracht der heftigen Aggression nicht voller Abscheu von ihm abgewendet, sondern hatte ihn auf dem Weg begleitet, als es darum ging, das »Böse« mit ihm zusammen in etwas »Gutes« zu verwandeln. In dieser Situation ging es um eine ähnliche Dynamik wie bei der Verabschiedung des zwölfjährigen Patienten Manfred, der mir zur Verabschiedung seine schmutzige Hand hinhielt und damit die Frage stellte, ob ich ihn trotz des »Schmutzes« (der Aggression, um die es in der Sitzung gegangen war) akzeptiere (siehe Kapitel 2.1).

Bei Ereignissen, wie ich sie bei Herrn O. geschildert habe, taucht noch eine Frage auf, mit der wir uns in solchen Situationen auseinandersetzen müssen: Es ist die Frage, warum er überhaupt mit der Axt in die Therapiestunde kam, sie so in einer Plastiktüte hatte, dass ich sie sehen konnte, und nicht irgendeine fadenscheinige Erklärung für den Kauf gegeben hat. Warum hat er mir überhaupt von der Situation im Kaufhaus berichtet?

Man mag dies für eine unwichtige Frage halten und könnte die Antwort darauf geben, er sei so von Wut erfüllt gewesen, dass er überhaupt nicht darüber nachgedacht habe, was er damit zu erkennen gebe. Ich bin aufgrund meiner Erfahrung mit Patient:innen der beschriebenen Art allerdings der Ansicht, dass es nicht dieser Grund ist, warum Herr O. die Axt sichtbar bei sich hatte und mir von der Situation auf der Rolltreppe des Kaufhauses berichtet hat.

Ähnlich wie Morgenthaler (2004) beim Umgang mit Träumen vorgeschlagen hat, dass wir uns als Therapeut:innen bei Berichten von Träumen fragen sollten, warum berichtet mir diese:r Patient:in diesen Traum in diesem Moment in dieser Sitzung, scheint mir eine solche Frage auch in Bezug auf andere Verhaltensweisen sinnvoll. Auf Herrn O. bezogen ergeben sich verschiedene Fragen: Warum ist Herr O. nach dem Vorfall im Kaufhaus noch zur Therapiesitzung gekommen? Er hätte ja auch, wie sonst schon, einfach nicht erscheinen müssen. Warum hat er die Axt für mich sichtbar bei sich gehabt? Warum hat er keine fadenscheinige Erklärung für den Kauf gegeben, die ich ihm sicher geglaubt hätte?

Die Antwort auf diese Fragen lautet im Fall von Herrn O., dass er sich, wenn auch wahrscheinlich nur vage, der Gefahr bewusst war, in die er potenzielle Opfer und sich selbst durch seine extreme Kränkbarkeit und die massiven Aggressionsreaktionen bringen würde. Aus diesem Gefühl heraus hatte er vermutlich gespürt, dass er mich als quasi externes Hilfs-Ich benötigte, um mit dieser gefährlichen Situation umgehen zu können. Es ist ein Verhalten, das ich bei der Behandlung von Menschen mit schweren Persönlichkeitsstörungen und daraus resultierender Impulsivität als den unbewussten Wunsch beschrieben habe (Rauchfleisch, 2019a), die Umgebung zu einer steuernden Reaktion zu zwingen, welche diese Patient:innen selbst nicht aufzubringen vermögen.

Insofern war die Tatsache, dass Herr O. zur Therapiesitzung gekommen ist, die Axt für mich sichtbar bei sich gehabt hat und offen über die Szene im Kaufhaus berichtet hat, ein konstruktives Verhalten, das gegenüber seinem früheren Verhalten einen wichtigen positiven Schritt in seiner psychischen Entwicklung darstellte. Er war in dieser Zeit zwar noch nicht in der Lage, die volle Verantwortung für sein Verhalten und selbst die Steuerung seiner Impulse zu übernehmen. Dadurch, dass er mir von der Situation berichtet und mich auf nonverbale, indirekte Weise veranlasst hat, auf die Idee zu kommen, ebenfalls nonverbal zu reagieren, indem ich mit ihm zusammen die Axt zurückbrachte, hat Herr O. jedoch im Rahmen seiner Möglichkeiten das getan, was zur Lösung der Situation nötig war.

2.11 »Könnten Sie diesen Brief einmal kurz auf orthografische Fehler hin durchlesen?«

Es ist indes nicht nur der Wunsch, dass wir als Therapeut:innen als Hilfs-Ich eine steuernde Funktion übernehmen, sondern wir werden von den Patient:innen mitunter auch als Hilfs-Ich angesprochen, das ihnen helfen soll, den Realitätsbezug ihres Handelns zu überprüfen. Auch solche Situationen können eine höchst irritierende Grenzsituation sein und leicht zu einer Zurückweisung der Wünsche der Patient:innen führen. Dies gilt insbesondere für Wünsche, die uns nicht nachvollziehbar erscheinen oder von denen wir denken, sie hätten in einer Psychotherapie nichts zu suchen.

Herr T. hatte nach mehreren längeren Haftstrafen wegen Diebstählen, Körperverletzungen und zwei Anklagen wegen sexueller Nötigung und Vergewaltigung die Auflage, sich in Psychotherapie zu begeben. Bereits während der Haft hatte er eine Therapie gemacht und dort an seinen Selbstwertproblemen, seinen narzisstischen Grandiositätsvorstellungen und seiner Aggressivität gearbeitet, was zu einer verbesserten emotionalen Stabilität und zu deutlichen Verhaltensänderungen geführt hatte. Auf die Behandlung bei mir ließ er sich recht gut ein, war aber zurückhaltend, wenn es um seine Gefühle ging.

In einer Sitzung zog er, etwas verschämt, einen Brief aus der Tasche und gab ihn mir. »Das ist ein Brief, den ich an eine Frau geschrieben habe, die im Haus gegenüber wohnt. Ich finde sie toll und habe mich total in sie verliebt, obwohl wir uns noch nie getroffen haben. Ich habe ihr diesen Brief geschrieben und wäre froh, Sie könnten ihn mal schnell auf orthografische Fehler hin durchlesen.« Dabei strahlte er, offenbar in Erwartung, dass ich von der Art, wie er diesen Liebesbrief geschrieben hatte, begeistert wäre.

Einerseits war ich beeindruckt, dass Herr P. seine Scheu überwunden hatte und mich Einblick in etwas so Intimes wie diesen Brief nehmen ließ, wodurch er mir ein großes Vertrauen entgegenbrachte. Es war ein sechsseitiger, eng geschriebener Brief. Offenbar möchte er einen guten Eindruck damit machen, dachte ich, und ihn deshalb von mir überprüfen lassen. Andererseits war es aber auch eine recht ungewöhnliche Bitte. Ich fragte mich deshalb, ob es neben der Begründung, die Orthografie überprüfen zu lassen, vielleicht noch einen anderen Grund für sein Anliegen gab.

Der Brief begann sehr höflich mit einer freundlichen Anrede an die ihm bisher persönlich nicht bekannte Frau. Auf meine Frage, woher er denn den Namen der Frau kenne, erklärte er mir etwas beschämt, er habe die Frau von seinem Fenster aus beobachtet, als sie ihren Briefkasten geleert habe, und habe dann später dort ihren Namen gefunden. Herr T. versicherte die Frau im Brief dann der »tiefen Liebe«, die er für sie empfinde, und sprach von seiner »unendlichen Sehnsucht«, sie endlich persönlich kennenzulernen. Diese Formulierungen schienen mir in einem Brief an eine ihm bisher völlig unbekannte Frau zwar sehr stark zu sein. Ich fand aber, es stehe mir nicht zu, mit ihm über diese Gefühle und deren Beschreibung im Brief zu diskutieren.

Die dann folgenden Absätze ließen mich jedoch erstarren: Herr T. berichtete ausführlich seine desolate Lebensgeschichte, sein Aufwachsen in einer dysfunktionalen Familie mit Gewalt vonseiten des Vaters, von Heimaufenthalten und schließlich, bis in letzte Details, seine Straftaten, inklusive die sexuelle Nötigung und das Vergewaltigungsdelikt. Aus der Art, wie Herr T. seine Lebensgeschichte und die Delikte schilderte, war nicht ersichtlich, was er damit bezweckte. Wollte er damit zeigen, wie elend sein Leben bisher verlaufen war und wie wichtig deshalb für ihn die Beziehung zu der Frau war, an die er diesen Brief richtete? Oder entsprang der Bericht einem Geständniszwang, indem er sich verpflichtet fühlte, ihr »reinen Wein« über seine Persönlichkeit einzuschenken?

Ich war fassungslos und fragte mich: Warum schreibt Herr T. einen solchen Brief, der doch dazu angetan war, die Frau sicher nicht auf seine Bitte nach einem persönlichen Kennenlernen eingehen zu lassen? Möglicherweise würde sie sogar die Polizei benachrichtigen und Anzeige gegen ihn wegen Belästigung erstatten. Ich vermutete, dass die unbewusste Absicht des Patienten war, durch diese negative Schilderung die Frau dazu zu bringen, seinen Wunsch abzulehnen, wodurch sein bisheriges Bild von sich »Ich bin immer das arme, zurückgewiesene Opfer« bestätigt worden wäre.

Was auch immer die Gründe für einen solchen Bericht sein mochten: Wie sollte ich auf diesen Brief reagieren, wenn die Bitte an mich doch gewesen war, ihn nur »schnell« auf orthografische Fehler durchzulesen? Ich las betont langsam weiter, um Zeit zur Reflexion zu gewinnen. Einerseits war mir klar, dass ich nicht stillschweigend über den Inhalt des Briefes hinweggehen und nur auf die Frage nach orthografischen Fehlern antworten könnte. Andererseits spürte ich aber auch, dass Herr T. durch mein Zögern – und vermutlich auch durch meine Mimik und Gestik beim Lesen – irritiert war.

In Anbetracht dieser zwiespältigen Gefühle entschied ich mich, Herrn T. gegenüber ehrlich zu sagen, dass wir ausführlicher über den Brief sprechen müssten, ohne dass ich ihn aber durch einen allzu schnellen Hinweis auf den Inhalt kränken würde. Ich sagte ihm deshalb, es sei ja ein sehr langer Brief mit sehr vielen Details aus seinem Leben. Orthografisch sei der Brief in Ordnung. Es scheine mir aber wichtig, dass wir uns Zeit nähmen, auch noch über den Inhalt zu sprechen. War das anfänglich erwartungsvolle Strahlen auf dem Gesicht meines Patienten schon während meiner Lektüre weitgehend verschwunden, so zeigte sich jetzt, als ich den Inhalt erwähnte, ein trauriger, verzweifelter Gesichtsausdruck. Es war offensichtlich, dass Herr T. befürchtete, ich würde den Inhalt kritisieren und damit alles zerstören, was er sich hoffnungsvoll aufgebaut hatte.

Da mir die Gefahr einer massiven Kränkung bewusst war, betonte ich zunächst, dass ich seine Mühe und Ausdauer, die zum Verfassen dieses langen Briefes nötig gewesen seien, bewundere. Dies entsprach auch meinen tatsächlichen Gefühlen, wusste ich doch, dass Herr T. eher schreibungewandt war und ihn das Verfassen eines solchen Briefes sicher Stunden gekostet hatte. Er bestätigte dies beim weiteren Gespräch über den Brief auch: »Ich habe ihn x-mal vorgeschrieben, dann wieder verändert, musste einige Seiten auch total neu schreiben, weil ich Fehler gemacht hatte. Ich habe mich tagelang damit beschäftigt.«

Behutsam lenkte ich das Gespräch dann auf den Inhalt und verwies noch einmal darauf, dass er dort sehr ausführlich von seinem Leben berichtet habe und es mir wichtig erscheine, mit ihm darüber zu sprechen. Sicher reiche dafür die Zeit der aktuellen Sitzung nicht aus. Ich würde deshalb vorschlagen, dass wir den Brief Absatz für Absatz durchgingen und uns dafür genügend Zeit nähmen. Es sei ja immerhin ein Brief, der ihm sehr wichtig sei und von dem für ihn viel abhänge.

Bei diesem Hinweis verdüsterte sich das Gesicht von Herr T. zusehends, und ich war darauf gefasst, dass er entweder den Brief zerreißen oder ihn nehmen und die Sitzung wutentbrannt verlassen würde. Der Patient tat jedoch nichts dergleichen. Er schaute mich traurig an, nickte und meinte: »Wenn Sie das für wichtig halten, machen wir das halt so.« Ich entgegnete: »Es ist ein wichtiger Brief für Sie. Deshalb sollten wir uns Zeit dafür nehmen. Sie beobachten die Frau ja schon seit längerer Zeit, da kommt es doch nun auch nicht mehr auf ein paar mehr Tage an.« Herr T. nickte.

In dieser und den folgenden Sitzungen sind wir den Brief Absatz für Absatz durchgegangen. Meine persönliche Haltung dabei war, dass es zwar recht ungewöhnlich wäre, wenn Herr T. eine Beziehung beginnen würde, indem er einer ihm völlig fremden Frau einen Brief in ihren Briefkasten wirft. Wenn er diesen Weg aber wählen wollte, wäre das sicher eine Möglichkeit. Nur müsste ein solcher Brief dann einen völlig anderen Inhalt haben. Mit dieser eigenen Einstellung gingen wir den Brief im Verlauf dieser und zwei weiterer Sitzungen durch.

Immer wieder versuchte ich dabei, Herrn T. dazu anzuregen, sich zu überlegen, welche Gefühle und Fantasien seine Schilderungen wohl in der Frau auslösen würden und wie sie darauf vermutlich reagieren würde. Manchmal habe ich auch die Frage eingeflochten, wie er reagieren würde, wenn ihm eine Frau eine ähnliche Schilderung ihres Lebens schicken würde. Es ging mir mit diesen Fragen darum, seine Empathie zu aktivieren und sich in sein Gegenüber hineinzuversetzen. Zugleich konnte ich, wie nebenbei, durch meinen Hinweis, die Frau würde aufgrund der bisherigen Formulierungen doch vermutlich seinen Wunsch abgelehnt haben, auch signalisieren – wenn auch nicht explizit deuten, weil dies für Herrn T. in dieser Therapiephase nicht integrierbar gewesen wäre –, dass dies ein unbewusster Wunsch des Patienten gewesen sein könnte.

Glücklicherweise gelang es in drei Sitzungen, Herrn T. nicht nur rational einsehen, sondern ihn auch erleben zu lassen, dass ein Liebesbrief an eine Frau, die bisher nicht die geringste Kenntnis von ihm hatte, in der von ihm verfassten Art keine adäquate Methode war und mit größter Wahrscheinlichkeit eine negative Reaktion zur Folge gehabt hätte. Obwohl ich mir bei der Diskussion über den Brief große Mühe gab, die dadurch verursachte Kränkung so gering wie möglich zu halten, war immer wieder spürbar, dass Herr T. sich als insuffizient empfand und darauf mit Depressivität und Selbstvorwürfen reagierte. Ich versuchte diese Selbstkritik jeweils ein Stück weit abzufedern, indem ich ihm sagte, dass ich es ihm hoch anrechne (was auch meinem realen Gefühl entsprach), dass er diesen Schritt überhaupt gewagt habe. Er habe ja auch sonst schon Beziehungen zu einer Frau aufnehmen wollen, habe dies aber letztlich aus Angst vor Ablehnung nicht getan.

In diesem Zusammenhang habe ich darauf verwiesen, dass es ein kluger Schritt gewesen sei, mir den Brief zu zeigen, bevor er ihn in den Briefkasten der Frau geworfen habe. Er habe vermutlich gespürt, dass da »noch ein paar Korrekturen nötig waren«. Hinter dieser Formulierung steht meine Interpretation der ganzen Situation, dass Herr T. mich nämlich als *externes Hilfs-Ich* benutzt hat, das ihm helfen sollte, die *Realitätsprüfung,* zu der er in dieser Situation nicht fähig war, zu übernehmen. Mit der Formulierung, ich solle den Brief auf orthografische Fehler hin anschauen, hatte er sich die Möglichkeit geschaffen, nicht sagen zu müssen, er denke, der Inhalt sei so nicht akzeptabel. Mit der Bitte, ich solle den Brief »schnell« wegen allfälliger »Schreibfehler« durchlesen, war die ganze Auseinandersetzung mit seinem Leben auf eine ihn emotional weniger belastende, sein Selbstwertgefühl weniger infrage stellende Ebene verschoben worden, sodass er hier meine von ihm sicher – zumindest unbewusst – erwartete Kritik ertragen konnte.

Die hier geschilderte Therapiesequenz, in der es um den Liebesbrief von Herrn T. ging, stellt eine für eine Psychotherapie ungewöhnliche Situation dar. Es wird etliche Patient:innen geben, die einen solchen Brief vermutlich nicht mit in die Sitzung bringen würden, um ihn ihren Therapeut:innen zu zeigen. Ebenso kann ich mir auch gut Therapeut:innen vorstellen, die auf ein solches Thema nicht oder höchstens beiläufig eingehen würden. Entspricht ein Gespräch über einen Liebesbrief doch nicht den herkömmlichen Vorstellungen von »Psychotherapie«. Ich erwähne diesen Umstand, weil mir Kolleg:innen in Supervisionen nicht selten schuldbewusst mitteilen, die Sitzung, von der sie berichten, sei »eigentlich keine richtige Therapiestunde« gewesen. Sie hätten mit den Patient:innen »nur über alltägliche Dinge geplaudert«.

Die Darstellung der Therapievignette hat gezeigt, dass es bei Herrn T. keineswegs um ein belangloses »Plaudern« ging, sondern um zentrale Fragen seines zutiefst negativen Selbstbildes, um seinen Realitätsbezug, um Empathie und sicher auch um sein Bild von sich als »Opfer«, das immer wieder von anderen Menschen zurückgewiesen wird. Insofern war der Liebesbrief ein eigentlich idealer Anlass, über diese wichtigen Themen zu sprechen, und zwar in der ganz konkreten Form, wie er sie mir durch den Brief selbst präsentiert hatte. Offenbar war er in dieser Therapiephase bereits so kränkungstolerant, dass er sich einer solchen Diskussion aussetzen konnte. Sonst hätte er mir den Brief sicher nicht gezeigt.

Es lohnt sich, die (in Kapitel 2.10) zitierten Fragen, die Morgenthaler (2004) bei der Auseinandersetzung mit Träumen formuliert hat (warum dieser Traum? an dieser Stelle? in dieser Sitzung?), auch beim Lieberbrief von Herrn T. zu stellen. Die Antwort lautet, wie bereits angedeutet: Der Patient war bereit und fühlte sich offensichtlich auch fähig, sich mit seinem negativen Selbstbild, seinen Selbstwertproblemen und seinen Defiziten im Bereich der Realitätskontrolle auseinanderzusetzen.

Es ist noch darauf hinzuweisen, dass Herr T. sich am Ende der dritten Sitzung, in der wir über seinen Liebesbrief gesprochen hatten, entschloss, den Brief auch in veränderter Form nicht in den Briefkasten der Frau zu werfen. Er beschloss vielmehr, zu schauen, wann sie sich ihrem Haus nähere und dann, wie von ungefähr, dort aufzutauchen und sie anzusprechen. Ich bestärkte ihn darin, erschien mir dies doch eine adäquatere Form der Kontaktnahme, als einer Frau, die nicht die geringste Ahnung gehabt hätte, wer der Verfasser eines Liebesbriefs war, den Brief in ihren Briefkasten zu werfen.

Das persönliche Ansprechen empfand Herr T. zwar als viel belastender, er überwand seine Ängste aber und sprach die Frau bei einer nächsten Gelegenheit an. Er berichtete dann, sie sei zwar sehr erstaunt gewesen, als er sie zum Kaffeetrinken in ein Café eingeladen habe. Doch habe sie seine Einladung angenommen. Und tatsächlich wurden die beiden für ein knappes Jahr ein Paar. Die Frau zog dann in eine andere, relativ weit entfernte Stadt, und die Freundschaft versiegte langsam.

Dass es auf diese Weise zu einer realen Beziehung kam, war ein sehr günstiger Umstand, zeigte dies Herrn T. doch, dass er Erfolg haben könnte, wenn er einen der Situation angemessenen Weg wählte. Zugleich bot es uns, wie beschrieben, in der Therapie die Möglichkeit, an seinen Selbstwertproblemen, seiner Realitätskontrolle und Empathiefähigkeit zu arbeiten.

2.12 »Sie sind mit Hexen und Teufeln im Bunde!«

Therapeutische Grenzsituationen stellen auch psychotische Übertragungen dar, mit denen wir in Behandlungen von Patient:innen mit schweren Persönlichkeitsstörungen unvermittelt konfrontiert werden können.

Herr E. war ein Mann Anfang 30, der aufgrund vielfältiger sozialer Probleme von einer Sozialdienststelle an mich zur Psychotherapie überwiesen worden war. Aus seinen Schilderungen ging hervor, dass er seit der Kindheit davon überzeugt war, »der letzte Dreck« zu sein. Die Eltern hätten sich nicht für ihn interessiert, sondern seien mit ihren eigenen partnerschaftlichen und finanziellen Problemen beschäftigt gewesen. In der Schule habe er enorme Mühe gehabt. Er selbst führte das auf seine »Dummheit«, wie er es formulierte, zurück. Eine von mir durchgeführte Testuntersuchung belegte jedoch, dass sein Intelligenzpotenzial mindestens durchschnittlich war, er aber infolge seiner emotionalen Probleme und – worauf er selbst hinwies – aufgrund fehlender Unterstützung durch die Eltern dieses Potenzial nicht hatte nutzen können.

Da Herr E. nur die Pflichtschuljahre absolviert und keine berufliche Ausbildung durchlaufen hatte, kamen nur Hilfstätigkeiten für ihn infrage. Es war ihm nicht gelungen, eine feste Anstellung zu finden. Auch im beruflichen Bereich hatte er somit keine Erfolgserlebnisse zu verzeichnen. Freunde hatte er nicht. Seine geringen sozialen Kontakte beschränkten sich auf mehr oder weniger zufällige Begegnungen in Kneipen, in denen er an Wochenenden, wenn er sich einsam fühlte, oft stundenlang saß und dabei in erheblichem Maße Alkohol konsumierte.

In Bezug auf Partnerschaften berichtete der Patient, er habe nie eine stabile Beziehung gehabt. Es sei zwar zu gelegentlich sexuellen Kontakten mit Frauen gekommen. Dies seien aber nur Zufallsbekanntschaften gewesen. »So einen wie mich will doch keine Frau! Was habe ich ihr denn schon zu bieten?«, war seine Begründung.

Wie diese Hinweise erkennen lassen, lag bei Herrn E. eine schwere Persönlichkeitsstörung vor, in deren Zentrum sein negatives Selbstbild und stark beeinträchtigtes Selbstwertgefühl standen. Dies führte im privaten wie im beruflichen Alltag denn auch immer wieder zu mitunter massiven Konflikten mit anderen Menschen, wenn Herr E. sich von ihnen schlecht behandelt und nicht wertgeschätzt fühlte. In Anbetracht seiner geringen Kränkungstoleranz und seiner daraus resultierenden Aggressionsbereitschaft, war es in der Vergangenheit schon bei von außen gesehen geringfügigen Anlässen zu Streitigkeiten bis hin zu Schlägereien gekommen. Und auch im Verlauf der Therapie berichtete er häufig von Konflikten, etwa wenn ein Arbeitskollege ihm gegenüber »unhöflich« gewesen sei, eine Kundin in einem Geschäft ihn »einfach zur Seite gedrängt« habe oder er sich durch irgendeine Äußerung, mitunter nur durch einen – von ihm als abwertend interpretierten – Blick infrage gestellt fühlte.

In den Therapiesitzungen standen sein negatives Selbstbild, sein stark beeinträchtigtes Selbstwertgefühl und seine geringe Kränkungstoleranz im Zentrum. Herr E. hatte aber enorme Mühe, diese negative Identität zu korrigieren, obwohl er sich im Verlauf der Behandlung emotional stabilisiert hatte und auch beruflich erfolgreicher geworden war. Theoretisch war mir klar, dass es für einen Menschen wie ihn, der bereits in Kindheit und Jugend ein negatives Selbstbild aufgebaut und zu seiner Identität gemacht hatte, schwierig war, dies zu korrigieren. Ich hoffte aber, dass ihm dies im Verlauf der Behandlung, die zum Zeitpunkt dessen, was ich im Folgenden berichten möchte, bereits knapp vier Jahre gedauert hatte, doch gelingen würde.

In einer Sitzung berichtete Herr E. mir einen Traum, den er in der vergangenen Nacht gehabt habe und der ihn sehr beschäftige. Er habe geträumt, dass er einer Person, an die er sich aber nicht erinnern könne, eine schöne Blume gegeben habe. Diese Person habe die Blume mit Freude angenommen.

Spontan verstand ich den Traum als Ausdruck einer Änderung seines negativen in ein positives Selbstbild. Er, der sich immer nur als minderwertig und von allen verachtet betrachtete und unter dem Eindruck stand, »So einen wie mich will doch keine Frau! Was habe ich ihr denn schon zu bieten?«, gab in diesem Traum einem anderen Menschen etwas Schönes und dieses Positive wurde von der anderen Person wertgeschätzt.

In meiner Freude über dieses veränderte Selbstbild teilte ich ihm meine Interpretation mit, dass er durch diesen Traum selbst darauf hinweise, dass er anderen etwas Schönes, Gutes zu geben vermöge und dass dies auch vom Gegenüber wahrgenommen und wertgeschätzt würde.

Schlagartig veränderte sich daraufhin die Atmosphäre. Herr E. schaute mich angsterfüllt an, wies auf ein auf meinem Tisch liegendes schwarzes Buch und stammelte: »Das ist das 6. und 7. Buch Mose. Das haben nur Hexen und Teufel!« Mich beschlich ein Unheimlichkeitsgefühl, das der Psychiater Henricus C. Rühmke (1941) als »Praecox-Gefühl« beschrieben hat, das heißt als ein Unheimlichkeitsgefühl, das im Umgang mit schizophren Erkrankten im Gegenüber entstehen kann. Ich war völlig perplex, da ich diesen abrupten Gefühlsumschlag bei Herrn E. und als Reaktion darauf auch meine Gefühle in keiner Weise verstand. Als Herr E. mit seinem Stuhl weiter von mir wegrückte und mich mit lauerndem, angsterfülltem Blick anstarrte, wurde mir klar, dass ich es hier mit einer psychotischen Übertragungsreaktion zu tun hatte.

Ich nahm das Buch, öffnete es, zeigte es ihm und bat ihn, es in die Hand zu nehmen und zu lesen, worum es in diesem Buch ging (es war ein Statistikbuch, in dem ich zufällig vor seiner Sitzung etwas nachgeschaut hatte). Herr E. rückte daraufhin noch weiter weg von mir und antwortete, das werde er nicht tun; damit wolle ich ihn verzaubern und ihn vernichten. Diese Konfrontation mit der Realität hatte nicht die von mir erhoffte Wirkung, nämlich dem Patienten dadurch zu helfen, aus der psychotischen Übertragung herauszukommen und wieder in unsere Realität einzutreten.

Als er mich weiter ängstlich anstarrte, nahm ich das Buch, hielt es so hin, dass er die Seiten sehen konnte, und las ihm einen Absatz vor. Herr E. schaute mich weiterhin misstrauisch an, schien mir aber zuzuhören. Ich setzte mein Lesen deshalb fort und zeigte ihm immer wieder das Buch mit dem Verweis, dass es sich, wie er dem entnehmen könne, was ich daraus vorlese, um ein Statistikbuch handle. Es verging etwa eine Viertelstunde, bis Herr E. aus der psychotischen Übertragung heraus war.

Es war beinahe, als erwache er aus einem Traum. Später berichtete er mir auch, er erinnere sich vage an das, was er gedacht und gespürt habe. Es sei wie ein böser Traum gewesen. Er sei tatsächlich überzeugt gewesen, dass es sich um das 6. und 7. Buch Mose gehandelt habe, ich mit Hexen und Teufeln in Kontakt stünde und ihn habe vernichten wollen.

Was war in dieser Sitzung geschehen? Ich habe die Situation so verstanden: Durch meine emotionale Reaktion auf den Traum von Herr E. mit dem ausdrücklichen Verweis darauf, dass er offensichtlich anderen Menschen etwas Gutes geben könne und sie dies wertschätzen würden, ist seine negative Identität infrage gestellt worden. Sein bisheriges Selbstbild war zwar negativ, aber es hatte ihm viele Jahre eine gewisse psychische Stabilität gegeben. Indem er durch den Traum und meine Reaktion darauf unvermittelt mit einem völlig anderen, nämlich einem sehr positiven Bild von sich konfrontiert worden war, wurde die bisherige Identität erschüttert und hatte zu der psychotischen Übertragungsreaktion geführt.

Hinzu kam wohl auch, dass die schöne Blume ein gutes psychisches Introjekt symbolisierte und im Patienten die Angst aufgetaucht war, dieses gute Introjekt könnte durch die in seinem Inneren bestehenden starken Hass- und Wutimpulse vernichtet werden. In diesem innerpsychischen Konflikt hatte er sich der »bösen« aggressiven Anteile durch Projektion auf mich entledigt. Nun waren es nicht mehr die eigenen aggressiven Impulse, die das gute Introjekt in ihm zerstören könnten, sondern ich war die böse Macht, die ihn zu vernichten drohte. Dies ist zumindest meine Erklärung der psychotischen Übertragung. Die Tatsache, dass es möglich war, Herrn E. durch die Konfrontation mit der Realität (Statistikbuch) im Verlauf dieser Sitzung nach einer guten Viertelstunde wieder aus der psychotischen Regression zu bringen, zeigt, dass er nicht unter einer schizophrenen Erkrankung, sondern einer Persönlichkeitsstörung litt.

Bei der Behandlung von Menschen mit Persönlichkeitsstörungen auf einem tieferen Funktionsniveau müssen wir mit derartigen psychotischen Übertragungsreaktionen rechnen. Dennoch ist es höchst irritierend, wenn so etwas tatsächlich eintritt. Dies ist der Grund, warum ich diese Episode hier schildere. Theoretisch wusste ich, dass sich bei diesen Patient:innen eine solche Dynamik entwickeln kann. Dies aber völlig unverhofft zu erleben, stellt für uns Therapeut:innen eine Grenzsituation dar. Aber auch für Herrn E. war es eine Grenzsituation, die einen Wendepunkt in seiner Auseinandersetzung mit seiner negativen Identität bedeutete und ihn noch längere Zeit stark beschäftigte.

2.13 »Wir machen Psychotherapie und können nicht auch noch interdisziplinär arbeiten!«

Frau R., eine knapp 60-jährige Frau, hatte bereits etliche Klinikaufenthalte, ambulante Therapien und Behandlungen in Tageskliniken und anderen Institutionen hinter sich. Ihr Hauptproblem war eine seit vielen Jahren bestehende Alkoholabhängigkeit auf dem Boden einer Persönlichkeitsstörung. Nach dem letzten Klinikaufenthalt hatte ich ihre Behandlung übernommen.

Wie oft bei Patient:innen mit lang andauernden Suchterkrankungen hatte auch sie einen sozialen Abstieg durchgemacht. Sie hatte nach Abschluss der Schule eine Ausbildung als Buchhalterin absolviert und war bis ungefähr zum 40. Lebensjahr beruflich erfolgreich. In der Ehe mit einem alkoholabhängigen Mann, der ihr gegenüber immer wieder gewalttätig war, hatte sie auch zu trinken begonnen. Als sie sich mit 50 Jahren von ihm scheiden ließ, war sie bereits tief in ihrer Abhängigkeit, die sich zwar durch stationäre und ambulante Behandlungen ein Stück weit entschärfen ließ, aber nach wie vor virulent war.

Als ich die Behandlung von Frau R. übernahm, war mir klar, dass es verschiedene Personen gab, mit denen die Patientin in Kontakt stand. Dies waren die Hausärztin, der Sozialarbeiter von der Suchtberatungsstelle, eine Pfarrerin, zu der Frau R. seit vielen Jahren Kontakt pflegte, und nun auch ich. Mir war eine interdisziplinäre Arbeit vertraut und auch klar, dass es bei einer während vieler Jahre bestehenden Alkoholabhängigkeit notwendig war, mit anderen an der Behandlung beteiligten Fachpersonen zusammenzuarbeiten.

Ich besprach deshalb mit Frau R., dass ich gern die an ihrer Behandlung beteiligten Fachpersonen einladen würde, damit wir unsere Rollen miteinander absprechen und festlegen könnten, wer für welche Fragen zuständig sei. Dies sei im Interesse eines gemeinsamen Behandlungsplans wichtig. Frau R. stimmte zu, war allerdings erstaunt, als ich ihr sagte, dass natürlich auch sie bei einer solchen Sitzung anwesend sein müsse. Das habe sie bisher nicht erlebt, meinte sie erstaunt. Sie wisse, dass die Hausärztin und der Suchtberater Kontakt gehabt hätten. Das Gespräch habe aber nicht in ihrer Gegenwart stattgefunden, sondern sei wohl auf telefonischem Weg erfolgt.

Ich habe Frau R. mitgeteilt, dass ich folgende Regel für den Umgang mit derartigen Situationen habe: Ich sei zwar bereit, mit Drittpersonen zu sprechen, mache dies aber prinzipiell nur, wenn ich das vorher mit den betreffenden Patient:innen diskutiert hätte und wir gemeinsam zur Überzeugung gekommen seien, dass ein solcher Kontakt sinnvoll sei. Zudem setzten Gespräche mit Drittpersonen voraus, dass die Patient:innen ebenfalls anwesend seien. Wenn es um telefonische Kontakte gehe, müssten sie bei mir anwesend sein und könnten das Gespräch mithören, indem ich den Lautsprecher anmachte, oder sie müssten bei der anderen Person sein und dort per Lautsprecher mithören, was wir besprächen.

Frau R. war erstaunt, diese Regeln zu hören, und stimmte dem von mir geplanten Vorgehen zu. Als ich ein gewisses Zögern bei ihr wahrnahm und fragte, ob es von ihrer Seite eine Unsicherheit gebe, meinte sie schließlich, sie finde es einerseits gut, dass sie mitbeteiligt sei. Andererseits aber sei ihr auch etwas bang, in einer Gruppe von Fachpersonen zu sein, die über sie diskutierten. »Können wir es dann so machen, dass Sie mit den anderen im Kreis sitzen und ich hinter Ihnen? Sie wissen sicher am besten, was gut für mich ist, und werden das vertreten.« »Wenn überhaupt jemand hinter dem anderen sitzt, wäre das am ehesten ich«, entgegnete ich ihr. »Sie säßen in dem Fall im Kreis und ich hinter Ihnen und würde Ihnen wie ein Souffleur ab und zu ein Stichwort zuspielen. Aber Sie würden Ihre Anliegen selbst vertreten.«

Es war interessant für mich, wie sich durch die Diskussion über das Vorgehen bei einer Helfer:innenkonferenz eine Übertragungskonstellation abzeichnete, in der die Patientin quasi alle Verantwortung an die Fachpersonen und auch an mich abgäbe und selbst nicht an Entscheidungen beteiligt sein wollte. Was nach einem großen Vertrauensbonus mir gegenüber aussah, war per Übertragung der Wunsch von Frau R., sich aus der Verantwortung herauszuziehen. Sie hätte dann später immer leicht sagen können, sie wolle sich nicht an die in der Gruppe getroffenen Abmachungen halten, sie sei an den Entscheidungen ja nicht beteiligt gewesen. Dies ist eine Übertragungsdisposition, die ich nicht selten bei Patient:innen erlebe.

Selbstverständlich habe ich eingeräumt, dass es für Frau R. sicher nicht ganz einfach sei, einer Gruppe von Fachpersonen gegenüber zu sein. Sie kenne die an dem Gespräch Beteiligten aber doch seit Jahren. Insofern sei die Belastung, unter der sie sich fühlen würde, vermutlich erträglich für sie. Aber in ihrem Interesse hielte ich eine Helfer:innenkonferenz, an der sie beteiligt sei, für sehr wichtig.

Auf meine Bitte hin erklärten sich die Hausärztin, der Suchtberater und die Pfarrerin bereit, sich mit Frau R. und mir zu treffen. In der Antwort des Suchtberaters war aber ein ironischer Unterton nicht zu überhören, als er auf meinem Anrufbeantworter die Nachricht hinterließ, er komme gern, sei aber erstaunt, dass sich »neuerdings auch die Psychotherapeuten für meine Arbeit interessieren«. Später präzisierte er dies in dem gemeinsamen Gespräch: Er sei durch meine Einladung zu einer Helfer:innenkonferenz »angenehm überrascht« gewesen, »denn meist stößt man bei euch Psychotherapeuten ja an undurchdringliche Wände, wenn es um eine Zusammenarbeit geht. Dann heißt es: Wir müssen den Therapieraum unserer Patienten schützen und können deshalb keine Kontakte zu anderen aufnehmen.«

Das Gespräch mit den an der Behandlung von Frau R. beteiligten Fachpersonen verlief sehr gut. Wir konnten die Bereiche, für die wir je zuständig waren, klar definieren und mit Frau R. abstimmen. In dem gemeinsamen Gespräch legten wir auch fest, wie wir mit allfälligen neuen Alkoholexzessen umgehen würden und legten der Patientin nahe, sich unverzüglich beim Suchtberater zu melden, wenn sie merke, dass sie in Gefahr sei, wieder zu trinken. Mit mir würde sie dann auch offen über die jeweilige Situation sprechen und die gegen einen Rückfall schützenden Strategien, die sie mit dem Suchtberater und mir erarbeitet hatte, einzusetzen versuchen. Wenn es zu erneutem Trinken käme, müsse sie sich in stationäre Behandlung begeben. Frau R. stimmte zu, konnte ihre eigene Sicht und ihre Wünsche gut einbringen und war, wie sie mir in der folgenden Sitzung sagte, »stolz, dass ich das geschafft habe«.

An einem Vormittag hörte ich, während ich noch in einer Therapiesitzung mit einer anderen Patientin war, dass jemand läutete und kurz darauf ins Wartezimmer ging. Ich vermutete, dass es eine Person sei, die zu einer Kollegin kam, denn ich erwartete an diesem Morgen keine Patient:innen mehr. Als ich nach der Verabschiedung von der Patientin, die bei mir gewesen war, ins Wartezimmer schaute, sah ich dort Frau R. in einem desolaten Zustand sitzen. Sie war offensichtlich betrunken, lag halb schlafend in einem der Stühle und sah total verschmutzt aus. Offensichtlich hatte sie bereits einige Tage lang getrunken.

Als Frau R. mich sah, erhob sie sich schwankend und begann mir, zumeist völlig unzusammenhängend, zu berichten, dass sie seit drei Tagen getrunken habe. Sie habe sich aber jetzt daran erinnert, dass wir doch vereinbart hätten, sie solle sich unbedingt bei mir melden, wenn die Gefahr eines Rückfalls bestehe. »Die Gefahr ist ja nun eingetreten«, meinte sie mit einem schiefen Lächeln. »Aber auf jeden Fall bin ich hier, so wie wir es besprochen haben.«

Ich war auf der einen Seite sehr betroffen durch die körperliche und psychische Verfassung, in der ich Frau R. jetzt antraf. Zugleich war ich andererseits aber auch sehr berührt dadurch, dass sie sich trotz des tagelangen heftigen Alkoholkonsums an unsere Vereinbarung erinnert hatte und in meine Praxis gekommen war. Ich sagte ihr, dass wir in der gemeinsamen Sitzung ja besprochen hätten, dass sie sich im Fall eines Rückfalls in stationäre Behandlung begeben solle. Das erscheine mir jetzt unbedingt notwendig. Da ich an diesem Vormittag keine weitere Therapiesitzung hätte, würde ich sie gern in die Psychiatrische Klinik begleiten. Ich würde ein Taxi bestellen und sie in die Klinik bringen.

Frau R. stimmte mir sofort zu, bat mich aber, dass wir noch kurz an einer Kneipe, in der sie in den vergangenen Tagen meist gewesen sei, Halt machen sollten. »Sie müssen wissen, da steht noch ein Bier, das ich schon bezahlt habe. Das sollte ich unbedingt noch trinken, bevor ich in den Entzug gehe.« Ich machte ihr klar, dass wir das nicht machen könnten, sondern schnellstens in die Klinik fahren müssten.

Als wir dort angekommen waren, wartete ich mit Frau R. zusammen, bis ein Arzt kam, der sie zur Suchtabteilung begleitete. Bei der Verabschiedung schaute Frau R. mich schuldbewusst an und meinte, es tue ihr sehr leid, dass sie kein Geld für das Taxi bei sich gehabt habe. »Das zahle ich Ihnen aber zurück. Und natürlich auch das Geld, das Sie jetzt für den Weg zurück in Ihre Praxis ausgeben.« Ich beruhigte sie damit, dass sie mir das Geld für die Fahrt in die Klinik später zurückgeben könne, ich aber für den Rückweg den Bus nehmen würde, für den ich, weil ich ein Abonnement hätte, nichts zahlen müsse.

In dieser Behandlungsvignette von Frau R. gibt es zwei Aspekte, auf die Psychotherapeut:innen oft nicht vorbereitet sind bzw. die sie nicht in ihre Überlegungen einbeziehen:

Zum einen ist es das Thema der *interdisziplinären Zusammenarbeit:* Wir erlernen in der Therapieausbildung vor allem Methoden der Behandlung einzelner Patient:innen und kümmern uns um ihre innerpsychischen Probleme. Dies betrifft in erster Linie die Kolleg:innen, die Erwachsene behandeln. Die mit Kindern arbeitenden Therapeut:innen haben demgegenüber nicht nur mit ihren Patient:innen zu tun, sondern ebenso mit den Eltern, mit Lehrer:innen und den Mitarbeitenden anderer Institutionen, in denen die Kinder sich bewegen. Auch die Therapeut:innen, die eine systemische Ausbildung absolvieren, sind eher sensibel für die Eingebundenheit der Patient:innen in ein weiteres soziales Netz.

Insgesamt bleiben die Behandelnden jedoch stark auf die einzelne Person konzentriert, und es kommt selten zu einer intensiven Zusammenarbeit mit den Vertreter:innen anderer Berufsgruppen. Dies war ja der Grund für den ironischen Kommentar des Suchtberaters, der von den »undurchdringlichen Wänden« sprach, die wir um unsere Praxen herum aufbauen. Er hatte sich deshalb gewundert, dass ich zu einer Helfer:innenkonferenz einlud.

Mir war die enge Zusammenarbeit mit den Vertreter:innen anderer Berufe aus der Zeit meiner Tätigkeit in der Psychiatrischen Universitätspoliklinik Basel (1970 bis 1999) vertraut. Zudem hatte ich in den 1970er und 1980er Jahren die Sozialpsychiatrie, eine die psychiatrische und psychologische Versorgung stark prägende Richtung, erlebt. Dabei war eine gemeindenahe Behandlung wichtig, und es kam zur Vernetzung der verschiedenen an der Behandlung psychisch

Kranker Beteiligten. Die Zeit der Sozialpsychiatrie ist indes heute lange vorbei und spielt in der Ausbildung von Psychiater:innen und Psycholog:innen so gut wie keine Rolle mehr.

Damit wird jedoch die Behandlung eines keineswegs kleinen Segments von psychisch Kranken vernachlässigt. Bei Menschen wie Frau R. mit Suchterkrankungen, mit schweren Persönlichkeitsstörungen und anderen die soziale Integration erheblich beeinträchtigenden psychischen Störungen ist eine effiziente Behandlung letztlich nur möglich, wenn Vertreter:innen verschiedener Disziplinen beteiligt sind und diese Fachpersonen nicht nebeneinander – oder gar gegeneinander –, sondern miteinander arbeiten.

Als ich einigen psychoanalytisch arbeitenden Kolleg:innen davon berichtete, dass ich in der Behandlung von Frau R. eine Helfer:innenkonferenz einberufen wollte, äußerten sie ihr Erstaunen und auch Befremden. Ihre Argumente gegen eine derartige Zusammenarbeit mit den anderen an der Behandlung von Frau R. beteiligten Fachpersonen waren: »Wir machen Psychotherapie und können nicht auch noch im Austausch mit allen möglichen anderen Fachleuten stehen. Das geht doch allein wegen der Schweigepflicht nicht. Und wie willst du dann noch an den Übertragungen der Patient:innen arbeiten, wenn du in eine konkrete soziale Rolle eintrittst?«

Dass eine enge Zusammenarbeit mit Vertreter:innen anderer Disziplinen notwendig ist und dadurch auch die Arbeit etwa an Übertragungsdispositionen nicht beeinträchtigt wird, habe ich anhand der Situation gezeigt, als Frau R. den Vorschlag machte, ich solle im Kreis mit den anderen Fachpersonen sitzen, während sie hinter mir säße. Ich hatte auf diese vor allem die regressive Position der Patientin betonende, alle Verantwortung von sich weisende Übertragung geantwortet, wenn eine solche Sitzordnung überhaupt gewählt würde, wäre es umgekehrt: Sie sitze im Kreis der Fachpersonen, während ich hinter ihr säße und ihr wie ein Souffleur vielleicht dann und wann ein Wort zuspielte.

Zum anderen ist es dieser Aspekt, diese Grenzerfahrung: das *Auftauchen der Patientin in meiner Praxis in einem betrunkenen, völlig desolaten Zustand und die gemeinsame Fahrt in die Klinik.* Auch in dieser Situation geht es um einen eher sozialpsychiatrischen Aspekt.

Was den Umgang mit Suchtkranken angeht, bestehen unter Therapeut:innen zwei unterschiedliche Ansichten: Die einen lehnen Gespräche mit einer durch Alkohol oder Drogen intoxikierten Person mit der Begründung ab, die Patient:innen seien in diesem Zustand nicht in der Lage, sich angemessen auszudrücken und die Kommentare der Therapeut:innen aufzunehmen. Die anderen hingegen betrachten beispielsweise einen Rückfall, wie ich ihn bei Frau R. beschrieben habe, als Krisensituation und sind der Ansicht, dass gerade jetzt ein Gespräch stattfinden müsse.

Ich selbst vertrete diese zweite Position. Ich gehe davon aus, dass einem erneuten Suchtmittelkonsum ein spezifischer Konflikt zugrunde gelegen hat oder dass es bestimmte Belastungen im Leben dieser Person gegeben hat, die zum Konsum geführt haben. In dieser Krisensituation einer solchen Person das Gespräch zu verweigern, erscheint mir völlig untherapeutisch und kontraproduktiv. Denn gerade jetzt brauchen uns diese Patient:innen doch am meisten.

Gewiss kann man gegen ein Gespräch in dieser Situation einwenden, die Patient:innen seien doch gar nicht in der Lage, das, was wir mit ihnen besprechen, aufzunehmen. Tatsächlich ist die Aufnahmefähigkeit je nach dem Grad der Intoxikation mehr oder weniger stark eingeschränkt. Ich habe aber immer wieder erlebt, dass Patient:innen in der folgenden Sitzung Themen aufgegriffen haben, die wir besprochen haben, als sie intoxikiert gewesen waren.

Auch Frau R. hat sich in den Gesprächen nach dem Klinikaustritt recht gut an das erinnert, was wir zusammen erlebt und besprochen haben. So hat sie sich beispielsweise dafür bedankt, dass ich sie in die Klinik begleitet habe, und hat mir den Betrag für die Taxifahrt zur Klinik zurückgezahlt. Auch an einige Einzelheiten unseres Gesprächs auf der Fahrt in die Klinik und während der Zeit, als wir auf den Arzt gewartet haben, hat sie sich erinnert.

Auch wenn es in solchen Situationen, in denen die Patient:innen intoxikiert sind, mitunter nur um Bruchteile der Gesprächsinhalte geht, zeigen solche Erinnerungen, dass die gemeinsam erlebte Situation durch die Intoxikation nicht völlig ausgelöscht ist. Unabhängig davon, was die Patient:innen später von unserem Gespräch erinnern, ist der wesentlichste Aspekt das *gemeinsame Erleben* einer für die Patient:innen wichtigen Situation. Dieser *emotionale Beziehungsaspekt* war auch für Frau R. – ähnlich wie bei dem Patienten, der mich zum Supermarkt begleitet hat (siehe Kapitel 2.9) – eine sie emotional berührende und Vertrauen stärkende Erfahrung.

Dem entsprach auf meiner Seite das emotionale Berührtsein dadurch, dass sie sich trotz ihres tagelangen Alkoholkonsums an unsere Vereinbarung erinnert und in einem sie beschämenden Zustand in meine Praxis gekommen war. Frau R. hat das Thema der Scham später angesprochen, als sie sich erkundigte, ob sie in dem Zustand, in dem sie gewesen sei, im Wartezimmer »hoffentlich keine Sauerei angestellt« habe. Sie war erleichtert, als ich ihr sagen konnte, es sei alles in Ordnung gewesen. Aber es war spürbar, wie viel Überwindung von Scham es sie gekostet hatte, sich mir so zu präsentieren.

2.14 »War das überhaupt eine Therapie? Was haben wir da miteinander gemacht?«

Wenn wir in der Fachliteratur von Psychotherapien lesen oder in Super- und Intervisionen darüber sprechen, erfahren wir zumeist von erfolgreich verlaufenen Behandlungen. Mitunter ist zwar die Rede von Schwierigkeiten, die sich in der Therapie ergeben. Es sind im Allgemeinen aber Probleme, die sich durch die Anwendung der »geeigneten« Behandlungskonzepte lösen lassen. Und fast immer äußern sich die Therapeut:innen oder Supervisor:innen dahingehend, sie »wüssten«, was in der Therapie geschieht und welches die für einen Erfolg wirksamen Faktoren sind.

Diese Art der Berichterstattung führt dazu, dass der Eindruck entsteht, die therapeutischen Bemühungen müssten immer von Erfolg gekrönt sein. Wenn das nicht gelingt, hätten die Therapeut:innen noch nicht die »richtige« Methode gefunden oder es seien Patient:innen, die keiner Therapie zugänglich seien. Es gibt jedoch auch Behandlungssituationen, in denen offensichtlich kein Erfolg zu verzeichnen ist und bei denen wir trotz aller Erfahrungen bei bestem Willen nicht sagen können, was dort abgelaufen ist. Dass auch solche Behandlungen Sinn machen, möge das folgende Beispiel zeigen, das eine therapeutische Grenzsituation par excellence darstellt.

Herr G. war Ende 50, als er mir vom Gericht zur Behandlung zugewiesen worden war. In seiner Kindheit und Jugend war er nur während weniger Jahre im Elternhaus aufgewachsen und wegen früh beginnender Kriminalität in verschiedenen Heimen und bei Pflegeeltern gewesen. Die Delikte waren vor allem Diebstähle und Einbrüche, derentwegen er bis zu seinem 45. Lebensjahr immer wieder in Strafanstalten war. Ab dem 45. Lebensjahr war er indes nicht mehr straffällig in Erscheinung getreten, bis er im Alter von 57 Jahren wegen sich gegen Frauen richtendem aggressivem Verhalten, das einer sexuellen Nötigung nahekam, inhaftiert wurde.

Auffallend war bei diesen Delikten, dass Herr G. anfangs Frauen, die mit dem Fahrrad durch einen Park fuhren, in den Weg getreten war und sich ihnen genähert hatte. Die Frauen hatten übereinstimmend berichtet, dass er nicht direkt aggressiv ihnen gegenüber geworden sei, sie sich aber von ihm bedroht gefühlt hätten. Im Verlauf der Zeit hatte Herr G. sein Verhalten allerdings geändert: Nun hatte er sich einen Strumpf über den Kopf gezogen und war den Frauen wesentlich näher gekommen und damit bedrohlicher geworden, indem er sie zum Anhalten zwang und den Fahrradlenker festhielt. Berührt hatte er sie aber nicht. Auf jeden Fall war in der Deliktabfolge eine zunehmende Aggression sichtbar geworden.

Das Gericht ordnete aufgrund der Empfehlungen des Gutachters eine ambulante Psychotherapie an. Der Gutachter hatte sich allerdings in Anbetracht der schweren, chronischen dissozialen Persönlichkeitsstörung, die er diagnostiziert hatte, und angesichts des Alters von Herrn G. skeptisch im Hinblick auf die Erfolge einer Psychotherapie geäußert. Die Therapie bei mir mit wöchentlichen Sitzungen dauerte etwas mehr als zwei Jahre.

In den ersten Gesprächen über eine Psychotherapie wurde deutlich, dass Herr G. sich unter einer solchen Behandlung überhaupt nichts vorstellen konnte. Schon die Idee, dass er über längere Zeit, vermutlich vier oder fünf Jahre, regelmäßig zu mir kommen würde, lag außerhalb seiner Vorstellungskraft. Beim Gespräch über sein bisheriges Leben stellte sich heraus, dass er noch nie so lange konstant mit einer Person in Kontakt gewesen war. Selbst die Kontakte zu Eltern und Pflegeeltern hatten höchstens zwei bis drei Jahre gedauert.

Die Therapiesitzungen mit Herrn G. gestalteten sich schwierig und muteten mich von Beginn an eigenartig an. Auf Fragen nach seinem Alltag, seiner Tätigkeit als Hilfsarbeiter in einem Industriebetrieb und seiner Freizeit, antwortete er jeweils mit ein bis zwei kurzen Sätzen, sodass ich immer wieder nachfragen musste. Eine Bearbeitung seiner Delikte war praktisch unmöglich. Beim Gespräch darüber zuckte Herr G. jeweils mit den Achseln und meinte, er wisse nicht, warum er das getan habe. Er habe keine aggressiven Gefühle den Frauen gegenüber gehabt, auch keine sexuellen Impulse gespürt und ihnen eigentlich »nichts tun wollen«. Auf meine Frage, warum er sich einen Strumpf über den Kopf gezogen habe und den Frauen zunehmend näher gekommen sei, konnte er mir keine Antwort geben.

Das einzige Thema, das Herrn G. interessierte und bei dem er tatsächlich gute Kenntnisse zu haben schien, waren Formel-1-Rennen. Ausführlich und voller Begeisterung erklärte er mir, wie die Punktvergabe erfolge und wer aktuell die besten Fahrer seien. Mit leuchtenden Augen berichtete er dann, dass er es »am tollsten« finde, wenn ein Auto aus der Kurve in die Zuschauermenge fliege »und das Blut spritzt«. Die sich in dieser Schilderung zeigende Aggressivität empfand Herr G. indes nicht. Auf meinen diesbezüglichen Hinweis meinte er, spürbar erstaunt, das sei doch die Realität. Das habe nichts mit ihm zu tun.

Abgesehen von Gesprächen über die Formel-1-Rennen gab es keine Themen, die Herrn G. interessierten. Wenn ich ihn nicht nach irgendetwas fragte, schwieg er, wobei dieses Schweigen in keiner Weise spannungsgeladen war. Er schaute einfach vor sich hin und schwieg. Meine Frage, ob ein solches Schweigen nicht unangenehm für ihn sei, verneinte er. In den Sitzungen kam es immer wieder zu Schweigepausen von 10 bis 15 Minuten. Ebenso fand er es nicht unangenehm, wenn ich ihm immer wieder Fragen stellte. Auf meinen Hinweis, vielleicht sei es doch lästig für ihn oder ärgere ihn, wenn ich ihm »die Würmer aus der Nase ziehe«, meinte er: »Das ist schon gut.«

Merkwürdig mutete mich an, dass Herr G., im Gegensatz zu anderen dissozialen Patient:innen, absolut pünktlich war und regelmäßig zu den Therapiesitzungen erschien. Mein Eindruck war, dass er die vom Gericht angeordneten Therapiestunden absitze und das ohne jegliche emotionale Beteiligung über sich ergehen lasse.

Umso unverständlicher war mir seine Reaktion, als ich ihm wegen einer Ferienabwesenheit sagte, dass die Sitzung in der kommenden Woche ausfallen müsse. Herr G. reagierte spontan mit einem aus tiefem Herzen kommenden, bedauernden »Oh!«. In Anbetracht seiner sonst emotionslosen, in keiner Weise sich in der Behandlung engagierenden Haltung konnte ich nicht begreifen, dass er den Ausfall einer Sitzung bedauern konnte. Ich fragte mich: Macht er sich über mich lustig? Oder ist es ein sadistischer Akt mir gegenüber, mich mit seiner Art, die Therapie »abzusitzen«, zu quälen? Zugleich fühlte ich mich durch die Spontaneität seiner Reaktion und durch die Echtheit seines Gefühls tief berührt.

Ich bot Herrn G. eine Ersatzstunde an, die er sofort, sichtlich erfreut, annahm. In der Folge war es stets die gleiche Situation: Wenn ich eine Sitzung absagen musste und ihm eine Ersatzstunde anbot, nahm er sie immer an. Welches der Grund für sein Interesse an regelmäßig stattfindenden Therapiesitzungen war, blieb mir ein Rätsel. Offenbar hatte sich zwischen uns eine Beziehung entwickelt, die sich aber nicht darin zeigte, wie und worüber er mit mir sprach. Nach wie vor gab es lange Schweigepausen und, wenn ich ihm Fragen stellte, nur kurze Antworten von ihm.

Nach gut zwei Jahren erhielt ich von der Staatsanwaltschaft die Mitteilung, Herr G. sei festgenommen worden, weil er sich seit einiger Zeit in der gleichen Art und am gleichen Ort wie früher Frauen bedrohlich genähert habe. Als ich Herrn G. in der Untersuchungshaft besuchte und fragte, warum er denn nie über seine Gefühle gesprochen habe und mir nicht mitgeteilt habe, dass er wieder delinquiere, zuckte er, wie in den Therapiesitzungen, mit den Schultern und meinte, das wisse er nicht. »Ich hatte das wahrscheinlich schon vergessen, wenn ich zu Ihnen gekommen bin.«

Wie zu Beginn erwähnt, ist die hier geschilderte Behandlung in verschiedener Hinsicht außergewöhnlich: Der Patient hat sich nicht, zumindest für mich nicht spürbar, auf die Therapie eingelassen, es waren keine therapeutischen Gespräche mit ihm möglich wie mit anderen Patient:innen, und er hat schließlich wieder delinquiert.

Insofern ist es eigentlich ein düsteres Fazit, das ich von dieser etwas mehr als zwei Jahre dauernden Therapie ziehen muss: Herr G. war während dieser Zeit regelmäßig einmal wöchentlich bei mir; es war nicht möglich, mit ihm im eigentlich therapeutischen Sinn zu arbeiten; völlig unklar war mir, ob, und wenn ja, welche Art von Beziehung sich zwischen uns entwickelt hatte; eine Bearbeitung seiner Delikte war nicht möglich; und Herr G. hat während der

Behandlung wieder delinquiert. Dass er dies in der gleichen Weise wie früher und am gleichen Ort getan hat, ließ mich vermuten, dass er seine Verhaftung geradezu erzwungen hat. Als die Frauen Anzeige erstattet hatten, wusste die Polizei nämlich sofort, dass es sich um Herrn G. handelte.

Trotz dieser negativen Beurteilung hat sein bedauerndes »Oh«, als ich eine Therapiesitzung absagen musste, eine enorm starke Wirkung auf mich gehabt. Ich bin überzeugt, dass sich »etwas«, das ich aber nicht benennen kann und das auch keinerlei Auswirkungen auf das Verhalten von Herrn G. gehabt hat, zwischen uns entwickelt hat. Wenn es dazu noch eines Beweises bedurft hätte, dann war es das letzte Zusammentreffen mit ihm nach seinem Prozess im Untersuchungsgefängnis, bevor er in Haft ging: Ich hatte vor, mich von ihm kurz zu verabschieden, da klar war, dass er für etliche Jahre im Gefängnis sein würde. Bei der Verabschiedung hörte ich mich aber sagen – ich muss es so ausdrücken, denn ich hatte das in keiner Weise geplant und hörte mich das aussprechen, was ich selbst nicht verstand: Wenn Herr G. aus dem Gefängnis entlassen werde, könne er sich gern wieder bei mir melden!

Viele Fragen bleiben für mich beim Nachdenken und Schreiben über die Behandlung von Herrn G. offen: War das überhaupt eine »Therapie«, die auch nur entfernt dem gleicht, was wir fachlich als »Therapie« bezeichnen? Was hat sich zwischen Herrn G. und mir entwickelt? War das eine Beziehung? Wie sahen seine Übertragungsdispositionen aus? Welche Rolle habe ich für ihn gespielt? Warum hat er offensichtlich aus tiefem Herzen bedauert, dass eine Sitzung ausfiel? Und schließlich – last, but not least: Warum habe ich ihm, im Grunde wider besseres Wissen, bei der Verabschiedung angeboten, die Therapie weiterzuführen, wenn er aus der Haft entlassen werde? Keine der in Kapitel 1 erwähnten Kriterien der Psychotherapie trafen in dieser Behandlung zu, und es ist mir unmöglich, die Art der Beziehung zwischen Herrn G. und mir – falls so etwas wie eine Beziehung überhaupt bestanden hat – fachlich zu beschreiben.

Es sind Fragen über Fragen, auf die ich letztlich keine Antwort habe. Höchstens die, wenn auch in keiner Weise rational begründbare, Antwort: Ich finde, *die Behandlung hat sich trotzdem gelohnt.*

2.15 Panische Angst: »Er hat einen Revolver bei sich!«

Eigentlich müssen wir immer damit rechnen, dass Patient:innen, aus welchen Gründen auch immer, uns gegenüber gewalttätig werden können. Glücklicherweise passiert es aber nur selten, dass wir tatsächlich Opfer einer Gewalttat werden. In der psychotherapeutischen Ausbildung taucht das Thema »Gewalt« zwar häufig im Zusammenhang mit aggressiven Fantasien und Impulsen unserer Patient:innen auf. Es geht dabei aber nicht in erster Linie um konkrete Gewalttaten. Wenn in Lehrveranstaltungen und Supervisionen davon die Rede ist, ist es am ehesten Gewalt, die sich gegen Angehörige der Patient:innen richtet.

Dass wir selbst das Ziel von manifester Gewalt sein könnten, wird hingegen äußerst selten thematisiert. Ich kann mich nicht erinnern, in der psychoanalytischen Ausbildung je davon gehört zu haben. Nur in speziellen Weiterbildungen, etwa für Kolleg:innen, die im Straf- und Maßregelvollzug tätig sind, wird das Thema »Gewalt gegen Therapeut:innen« behandelt, und es werden Strategien, die dem Schutz vor Gewalt dienen, diskutiert.

Herr H., Mitte 30, hatte sich auf Veranlassung einer Schuldenberatungsstelle an mich gewendet. Die Mitarbeiterin der Beratungsstelle hatte seit längerer Zeit mit Herrn H. zu tun, kam aber, wie sie mit mitteilte, »keinen Schritt voran«, da Herr H. zwar eine Sanierung seiner chaotischen finanziellen Situation wünschte, aber nicht bereit war, seine finanzielle Situation offenzulegen. Die Sozialarbeiterin war der Ansicht, Herr H. benötige zunächst eine Psychotherapie, in der er an seinen emotionalen Problemen arbeiten könne, eher er vom Angebot der Schuldenberatung profitieren könne.

Obwohl er ursprünglich wenig Eigenmotivation für eine Psychotherapie mitgebracht hatte, ließ Herr H. sich doch nach und nach auf den therapeutischen Prozess ein. Er litt unter einer Persönlichkeitsstörung, die zu großen Problemen im Hinblick auf seine Fähigkeit, die Realität richtig einzuschätzen, zu einer erhöhten Kränkbarkeit, zu einer geringen Angsttoleranz und zu mangelnder Impulskontrolle führte.

Wie in der Behandlung anderer Patient:innen mit dieser Störung richtete sich meine therapeutische Arbeit vor allem immer wieder auf die Auseinandersetzung mit der äußeren Realität und den Versuch, die soziale Integration des Patienten zu verbessern. Gerade das Letztere war in Anbetracht seiner rudimentären Schulbildung, des Fehlens einer beruflichen Ausbildung und insbesondere wegen seiner geringen Kränkungstoleranz sehr schwierig. Obwohl er durchaus Möglichkeiten auf dem Arbeitsmarkt hatte, wagte Herr H. es aus Angst vor Zurückweisung während längerer Zeit nicht, sich auf Stellen zu bewerben.

Eines Tages rief er mich an und bat mich, ihm zu sagen, wie man es am besten formuliere: Müsse man sagen, eine Person sei mit einer Aufgabe »betraut« worden, oder sei es besser zu schreiben, einer Person seien Aufgaben »anvertraut« worden? Ich war völlig irritiert und fragte, warum er diese Frage an mich richte. Die Antwort von Herrn H. war: Er schreibe sich gerade Zeugnisse und möchte dabei gute Formulierungen verwenden. Auf meine Rückfrage, wie ich es verstehen solle, dass er sich selbst Zeugnisse schreibe, reagierte Herr H. ärgerlich: Ich sei doch derjenige, der ihn dauernd dränge, sich auf Arbeitsstellen zu bewerben. Mit den wenigen, längst veralteten und überdies schlechten Zeugnissen, die er besitze, habe er keine Chance, eine Stelle zu bekommen. Er sei jetzt dabei, die Briefköpfe und die Unterschriften früherer Zeugnisse zu kopieren und selbst einen guten Text zu schreiben.

Ich teilte dem Patienten mit, dass dies Urkundenfälschung sei. Dabei würde ich ihm keine Hilfe leisten. Er würde sich selbst damit auch keinen guten Dienst erweisen, denn abgesehen davon, dass er damit eine Straftat begehe, sei es doch klar, dass der Schwindel auffliegen würde, wenn sich ein Arbeitgeber, bei dem er sich mit einem solchen Zeugnis bewerben würde, bei dem früheren Arbeitgeber erkundigen würde.

Herr H. reagierte auf meinen Hinweis ungehalten und wiederholte: Ich sei es doch, der ihn zu Bewerbungen dränge. Ich solle ihm einfach sagen, welche der beiden Formulierungen die bessere sei. Da ich eine freie Stunde hatte und Herr H. in der Nähe meines Arbeitsortes wohnte, schlug ich vor, er solle jetzt gleich zu mir kommen, damit wir über die Sache sprechen könnten. Der Patient willigte ein und erschien zehn Minuten später.

Schon als Herr H. in mein Sprechzimmer trat, bemerkte ich seine starke Anspannung. Er hatte eine Plastiktüte bei sich, die er neben sich auf den Boden stellte. Dabei schaute er mich wütend an und wiederholte seine Bitte, die nun aber den Charakter einer Forderung angenommen hatte. Ich wiederholte, was ich ihm schon am Telefon gesagt hatte: dass ich ihm selbstverständlich gern in allem helfen würde, was legal sei, aber nicht bei einer Urkundenfälschung. Zudem warnte ich ihn erneut, dass er sich dadurch massiv selbst schade, denn es sei eine Straftat, die er durch die Urkundenfälschung begehe. Hingegen würde ich ihn gern unterstützen, wenn es um Bewerbungsschreiben gehe.

Herr H. geriet immer mehr in Wut und forderte, jetzt ausgesprochen drohend, ich solle ihm endlich die Antwort auf seine Frage geben, ob man sage, jemand werde mit einer Aufgabe »betraut«, oder ob es besser sei zu sagen, eine Aufgabe werde jemandem »anvertraut«. Ich begann mich unbehaglich zu fühlen. Obwohl Herr H. mir gegenüber bisher nie aggressiv gewesen war, spürte ich jetzt Angst, er könnte gewalttätig werden.

Um ihn zu beruhigen, erklärte ich ihm noch einmal, dass ich ihn in allem, was ihm helfen könne, unterstützen würde, so wie ich es bisher doch auch getan hätte. Aber ich dürfe und wolle ihn nicht in einer kriminellen Handlung unterstützen. Herr H. schaute mich mit einem verachtenden Blick an und meinte, ich müsste nicht befürchten, dass das herauskomme. Es sei etwas, von dem nur wir beide wüssten, niemand werde davon erfahren.

Auf meinen nochmaligen Hinweis, dass er mit dem Schreiben von Zeugnissen eine Urkundenfälschung begehe, reagierte er mit einem noch heftigeren Wutausbruch und bestand darauf, dass ich ihm die richtige Formulierung geben solle. Drohend fügte er hinzu: »Dann haben Sie alles, was jetzt kommt, sich selbst zuschreiben!« Dabei wühlte er mit einer Hand in der Plastiktüte, die er neben sich gestellt hatte.

In diesem Moment schoss mir der Gedanke durch den Kopf, Herr H. könnte eine Waffe in der Plastiktüte haben. Ich erinnerte mich, dass in einem Bericht, den ich von einer Sozialdienststelle erhalten hatte, gestanden hatte, Herr H. habe einem früheren Therapeuten gegenüber einmal erwähnt, er habe eine Waffe zu Hause. Der Therapeut hatte daraufhin die Polizei bei Herrn H. vorbeigeschickt, und die Polizisten hatten tatsächlich eine Waffe und Munition bei ihm gefunden.

Ich war von Angst wie gelähmt und überlegte verzweifelt, auf welche Weise ich aus dem Sprechzimmer fliehen könnte. Doch mir war klar, wenn er die Waffe ziehen und schießen würde, hätte ich nicht die geringste Chance. Meine Panik steigerte sich nochmals, als mir einfiel, dass einige Jahre zuvor ein Kollege im Universitätsspital von einem Patienten erschossen worden war.

Herr H. nahm meine Angst wahr, schaute mich grinsend an und meinte voller Hohn: »Und jetzt haben Sie auch noch Angst! Sie haben Angst um Ihren Job, wenn Sie mir helfen! So ein Scheiß!« Er hatte meine Angst wahrgenommen, sie aber als Angst interpretiert, ich würde meine Stelle verlieren, wenn herauskäme, dass ich ihm bei seinem Betrug geholfen hätte.

Wieder wühlte Herr H. in dem Plastiksack, und meine Angst steigerte sich nochmals. In diesem Moment geschah bei mir das, was ich bei dissozialen Patient:innen oft erlebe: Die Angst und das Gefühl unerträglicher Ohnmacht kippten um in die Vorstellung enormer Macht (Abwehrmechanismus der »Verkehrung ins Gegenteil«). Ich hatte plötzlich den Eindruck, dieser »kleine Wicht da vor mir« – so meine Interpretation der Situation – kann mir doch nichts anhaben! Ich packe ihn und werfe ihn aus dem Fenster. Meine Angst war wie weggewischt und machte einer Wut Platz, die mich Herrn H. anschreien ließ, wenn er nicht sofort mit seinen Drohungen und Unverschämtheiten aufhöre, würde ich ihn rauswerfen.

Herr H. schaute mich ungläubig an, schwieg und meinte dann: »Sind Sie jetzt böse mit mir?« Nach meinem Wutausbruch, der für mich kathartisch war und mich ein Stück weit von der immensen Angst befreit hatte, war ich etwas ruhiger geworden und antwortete: »Ja, ich bin böse mit Ihnen, wenn Sie sich mir gegenüber in dieser Art verhalten. Entweder Sie hören jetzt auf damit oder Sie gehen.«

Wie ich von der Angst befreit war, so schien Herr H. durch meine Reaktion von seiner Aggressivität befreit zu sein. Er saß entspannt da und schwieg kurze Zeit. Dann meinte er, es sei schon in Ordnung, wenn ich ihm nicht helfen wolle. Vielleicht sei es ja wirklich »nicht so klug«, wenn er sich selbst gute Zeugnisse schreibe.

Ich habe dies bestätigt und noch präzisiert, »nicht so klug« sei eigentlich nicht ganz richtig ausgedrückt. Sich selbst Zeugnisse zu schreiben, sei eine Urkundenfälschung. Mir erschien es wichtig, es nicht bei seiner bagatellisierenden Beschreibung zu belassen. Als quasi externalisiertes Über-Ich wäre es meiner Ansicht nach fatal gewesen, eine solche Bagatellisierung mitzumachen. Mir schien es wichtig, die Realität noch einmal beim Namen zu nennen.

Wir verabschiedeten uns kurze Zeit später.

In der nächsten Sitzung zog Herr H. eine Waffe aus seiner Aktentasche und bat mich, sie für ihn zu verwahren. Er habe Angst, er könne damit etwas »Schlimmes anrichten«! Ich habe die Waffe an mich genommen und sie im Tresor verschlossen. Zwei Jahre später, als wir die Therapie abgeschlossen haben, habe ich sie zusammen mit Herr H. in ein Waffengeschäft gebracht, sie dort regulär verkauft. So hat er das Geld, das er ursprünglich dafür ausgegeben hatte, zurückbekommen.

Wie ich bereits erwähnt habe, können wir nicht ausschließen, von Patient:innen angegriffen zu werden. Real geschieht dies aber glücklicherweise sehr selten. Ich habe eine solche Bedrohung, wie ich sie hier in der Begegnung mit Herrn H. beschrieben habe, sonst niemals erlebt. Zudem sind es, wenn so etwas passiert, spezielle Umstände, auf die wir uns nicht vorbereiten können. Und die betreffenden Patient:innen und wir sind in einer Stimmung, die sich auch nicht vorweg reflektieren lässt. Es sind also Grenzsituationen, mit denen wir höchstens rechnen, auf die wir uns aber nicht vorbereiten können.

Es ist auch nicht möglich, allgemein gültige Empfehlungen für den Umgang mit solchen Situationen zu geben. Mein Wutausbruch war eine völlig unreflektierte Reaktion mit der Dynamik, die ich erwähnt habe: Es war der Einsatz des Abwehrmechanismus der »Verkehrung ins Gegenteil«, bei dem Passivität in Aktivität »verkehrt« wird. Der Einsatz dieses Mechanismus führt dazu, dass beispielsweise unerträgliche Ohnmacht und Angst in aggressive Handlung umschlägt.

Wir finden die »Verkehrung ins Gegenteil« bei Menschen, die sich vielfach in ihrem Leben Situationen gegenübergesehen haben, in der sie sich ohnmächtig und hilflos gefühlt haben. Geradezu reflexhaft rastet bei ihnen dann die »Verkehrung ins Gegenteil« ein, sobald sie sich wieder in einer ohnmächtigen Position erleben. In dem Moment, in dem dieser Mechanismus wirksam wird, fühlt eine solche Person sich mächtig und ist von der grandiosen Vorstellung erfüllt, niemand könne ihr etwas anhaben.

Es war genau der gleiche Prozess, der in dem Moment unerträglicher Angst und Hilflosigkeit in mir ablief. Meine Vorstellung, ich könnte den »kleinen Wicht« – Herr H. war in Realität keineswegs klein und schwach, sondern ein großer, kräftiger Mann! – packen und aus dem Fenster werfen, war eindeutig eine grandiose Umdeutung der Realität. Hätte er seine Waffe gezogen und abgefeuert, hätte ich nicht die geringste Chance gehabt zu überleben. Der Gewinn, den die »Verkehrung ins Gegenteil« bringt, ist, wenigstens für kurze Zeit den unerträglichen Gefühlen von Angst und Ohnmacht entfliehen zu können. So hatte mir der Einsatz dieses Mechanismus geholfen, meine Angst in Wut zu verkehren und Herrn H. in die Schranken zu weisen.

Es ist interessant, dass Herr H. sich emotional vermutlich in einer ähnlichen Situation befunden hat wie ich: Wahrscheinlich fühlte auch er sich ohnmächtig und hilflos angesichts seiner Versuche, sich gute Zeugnisse zu schreiben. Durch meine Weigerung, ihm bei diesem Betrug zu helfen, hatte ich seine Ohnmachtsgefühle nochmals verstärkt. In seinem bisherigen Leben hatte Herr H. solche Situationen von Kindheit an in traumatischer Art erlebt und massiv darunter gelitten. Um sich dieser Situation quälender Ohnmacht zu entziehen, hatte er vermutlich den gleichen Abwehrmechanismus der »Verkehrung ins Gegenteil« eingesetzt, was zu seiner heftigen Aggressivität mir gegenüber geführt hatte.

Dafür, dass mein Wutanfall eine so positive Wirkung hatte, wie ich sie mit Herrn H. erlebt habe, gibt es indes keine Garantie. Es hätte sein können, dass meine Reaktion bei ihm zu einer nochmaligen Steigerung seiner Aggressivität geführt hätte, weil er sich durch mein Verhalten in nochmals quälendere Ohnmacht gestoßen gefühlt hätte. Seine Reaktion darauf wäre vermutlich gewesen, die Waffe zu ziehen und zu schießen.

Dass dies nicht geschehen ist, ist wahrscheinlich dem Umstand geschuldet, dass meine wütende Reaktion von Herrn H. nicht als Angriff, sondern als steuernde Funktion eines externen Hilfs-Ich empfunden worden ist. Ich habe bereits auf diese Möglichkeit hingewiesen, dass wir mitunter für Personen, die nicht in der Lage sind, sich selbst angemessen zu steuern, als Hilfs-Ich die Steuerung übernehmen müssen. Offenbar hat Herr H. mich in dem kritischen Moment in dieser Funktion wahrgenommen, was erklärt, warum er plötzlich ruhig und wie entlastet gewirkt hat.

Während ich bei der Auseinandersetzung mit Herrn H. nur die – allerdings starke – Vermutung hatte, er könnte eine Waffe bei sich haben, hat sich dies in der folgenden Sitzung bestätigt, als er mir seine Pistole mit der Bitte gab, sie zu verwahren, damit er nichts »Schlimmes« damit anrichte. Ich hatte also zu Recht befürchtet, er könne sie herausholen und schießen. Indem er mir die Waffe nun zur Verwahrung gab, hat Herr H. mich ein weiteres Mal als Hilfs-Ich eingesetzt, das ihn vor dem Ausleben seiner destruktiven Impulse schützen sollte.

Wie erwähnt, habe ich kurz vor Abschluss der Therapie mit Herrn H. zusammen die Waffe in einem Waffengeschäft regulär verkauft, und er bekam das Geld, das er ursprünglich dafür ausgegeben hatte, zurück. Ähnlich wie bei Herrn O. (siehe Kapitel 2.10) lag mir auch bei Herrn H. daran, in einem gleichsam symbolischen Akt die Destruktivität (Waffe) in eine konstruktive Dimension (Geld) zu überführen. Dabei war mir klar, dass er sich jederzeit eine neue Waffe besorgen könnte. Mir war jedoch durch das gemeinsame Handeln die Umwandlung von Destruktivität in etwas Konstruktives wichtig.

2.16 Das Misstrauen in der Behandlung von Pädophilen

Die Therapie von pädophilen Personen stellt uns vor ganz spezielle Probleme. Da es zumeist Männer sind, werde ich in diesem Kapitel nur die männliche Form verwenden. Es sei dennoch wenigstens kurz darauf hingewiesen, dass es durchaus auch pädophile Frauen gibt. Strafrechtlich treten aber vor allem die Männer in Erscheinung, während die Dunkelziffer bei Frauen groß zu sein scheint und die Diagnose bei ihnen, auch wenn es um sexuelle Übergriffe gegenüber Kindern geht, wesentlich seltener gestellt wird (Fiedler, 2004).

Bevor ich auf die konkrete Situation der Behandlung eines pädophilen Mannes eingehe, sollen einige grundsätzliche Fragen diskutiert werden (Rauchfleisch, 2019b). Dies betrifft zum einen die verwendete *Terminologie.* Häufig werden die Begriffe »Pädophilie«, »Pädosexualität«, »Inzest« und »sexueller Missbrauch« synonym verwendet, sodass es erscheint, als ob es sich um ein und dasselbe Phänomen und die gleichen Personen handle.

Mit dem Begriff *Pädophilie* wird eine primäre emotional-erotisch-sexuelle Präferenz von Erwachsenen zu präpubertierenden oder am Beginn der Pubertät stehenden Jungen oder Mädchen oder zu Kindern beider Geschlechter bezeichnet. Kritisch könnte man einwenden, dass die Bezeichnung »philie« (Liebe zu) die Brisanz der Situation verschleiere. Aus diesem Grund wird anstelle von Pädophilie mitunter die Bezeichnung *Pädosexualität* verwendet. Pädophile bevorzugen zum Teil diese Bezeichnung, um dadurch die Gleichwertigkeit ihrer Präferenz mit den anderen Sexualformen Heterosexualität, Bisexualität und Homosexualität zu betonen.

Dies wird von Fachleuten indes abgelehnt, weil es bei der Pädophilie nicht um die sexuelle Orientierung geht (unter Pädophilen finden sich hetero-, bi und homosexuelle Personen), sondern um die erwähnte emotional-erotisch-sexuelle Präferenz von Erwachsenen zu Kindern.

Gemäß der ICD-10 stellt die Pädophilie eine *»Störung der Sexualpräferenz«* (F65.4) dar, wobei die betreffende Person ihr sexuelles Interesse auf Kinder, Jungen oder Mädchen, oder auf Kinder beiderlei Geschlechts richtet. Maßgeblich für die Diagnose sind die gedanklichen Vorlieben, die sich auf vorpubertäre Kinder richten, unabhängig davon, ob diese Fantasien ausgelebt werden oder nicht. Im DSM-5 wird die »pädophile Störung« als *»paraphile Störung«* (F65.4) klassifiziert. Hier werden aber mehrere Unterscheidungen vorgenommen, nämlich in einen »ausschließlichen Typ« (dessen Interesse sich nur auf Kinder richtet, oft auch als Kernpädophile bezeichnet) und einen »nicht-ausschließlichen Typ«, in Pädophile mit gleich-, bi- und gegengeschlechtlichen Orientierungen sowie hinsichtlich der Frage, ob die Pädophilie sich auf Inzest beschränkt.

Von einem *sexuellen Missbrauch* sprechen wir bei sexuellen Handlungen mit Minderjährigen oder erwachsenen Personen, die behindert oder in anderer Weise besonders gefährdet sind und sich in einem Abhängigkeitsverhältnis zum Täter befinden.

Eine spezielle Form des sexuellen Missbrauchs stellt der *Inzest* dar. Hier geht es um den sexuellen Missbrauch von Kindern der eigenen Familie. Nicht alle Täter mit Inzestdelikten sind indes Pädophile Es kann sich auch um sexuelle Handlungen an den eigenen Kindern handeln, die im Familienverband die schwächsten Glieder sind, ohne dass der Vater eine pädophile Präferenz hat.

Bezüglich der *Ursachen* der Pädophilie zeigt sich ein widersprüchliches und letztlich nicht überzeugendes Bild (Bundschuh, 2001; Vogt, 2006). So werden die verschiedensten Ursachen genannt wie genetische Faktoren, biologische Ursachen (zum Beispiel pathologische Veränderungen im limbischen System) und biografische Determinanten (zum Beispiel in der Kindheit selbst Opfer von sexuellen Übergriffen gewesen zu sein). Die Autoren einer Übersichtsarbeit kommen zum Schluss, dass die sexuelle Ausrichtung der Pädophilie »das Produkt eines bio-psycho-sozialen Entstehungsprozesses« sei (Ahlers, Schaefer u. Beier, 2005, S. 147), was letztlich bedeutet, dass die Ursachen der Pädophilie nach wie vor ungeklärt sind.

Wenn wir therapeutisch mit Pädophilen arbeiten, sehen wir uns vor allem mit drei Bedingungen konfrontiert, die wesentlich von der Behandlung anderer Patient:innen abweichen: Zum einen geht es bei ihnen um eine sexuelle Präferenz, deren *Ausleben, in welcher Form auch immer, einen Straftatbestand* darstellt. Zum anderen werden Behandlungen von ihnen selbst oft nicht gesucht, sondern sie begeben sich per *gerichtlicher Auflage* in Therapie. Und drittens müssen wir davon ausgehen, dass sich *ihre sexuelle Präferenz vermutlich nicht verändern lässt.*

Es sind nicht zuletzt diese Besonderheiten, denen geschuldet ist, dass viele Therapeut:innen zögern bis total ablehnen, Pädophile in Behandlung zu nehmen. Diese kritische Haltung ihnen gegenüber wird noch dadurch verstärkt, dass das Thema »Pädophilie« im Allgemeinen in den therapeutischen Ausbildungen nicht auftaucht. Nur in speziellen sexualtherapeutischen und forensischen Weiterbildungen ist es vertreten.

Herrn D., 42-jährig, war vom Gericht eine ambulante Psychotherapie auferlegt worden. Als Leiter einer Jugendgruppe hatte er sich während etlicher Jahre vorpubertierenden und pubertierenden Mädchen und Jungen sexuell genähert, indem er sie, angeblich um sie mit ihrem Körper vertraut zu machen, an Brüsten und im Genitalbereich berührt hatte. Immer wieder hatte er auch vor ihnen masturbiert und mit einigen Kindern Pornofilme angeschaut. Anzeige hatten die Eltern eines Mädchens gestellt, das einige Jahre nach den Übergriffen den Eltern davon berichtet hatte.

Wie sich in den polizeilichen Untersuchungen nach der Anzeige herausstellte, hatte Herr D. außerdem regelmäßig Videos mit kinderpornografischen Inhalten angeschaut und auf seinen Computer geladen. Darunter hatten sich auch Filme mit gewalttätigen Inhalten befunden. Herr D. versicherte jedoch, dass ihn diese Videos nicht interessiert hätten. Sie seien in den Sammlungen enthalten gewesen, die er heruntergeladen habe. Er habe sie nur flüchtig angeschaut. Sie sprächen ihn in keiner Weise an.

Obwohl es schwerwiegende Straftaten waren, hatte das Gericht in Anbetracht der erstmaligen Verurteilung eine ambulante Therapie angeordnet. Der Gutachter hatte diesen Vorschlag gemacht. Zugleich hatte er allerdings auch darauf hingewiesen, dass es sich vermutlich um eine »Kernpädophilie« handle. Es sei deshalb die Frage, ob Herr D. in der Lage sei, auf das Ausleben seiner Präferenz, in welcher Form auch immer (d h. sowohl durch direkte Kontakte zu Kindern als auch in Form von Kinderpornografie) zu verzichten.

Ich lernte Herrn D. als einen freundlichen, höflichen Mann kennen, der nur mit großer Scham von seinen Delikten sprechen konnte und immer wieder betonte, er werde sich »niemals mehr« Kindern nähern und auch keine Videos mit kinderpornografischen Inhalten anschauen. »Die Einvernahme von der Polizei und der Aufenthalt in Untersuchungshaft haben mir gezeigt, dass ich mich davon total distanzieren muss«, war ein Satz, den er in der ersten Zeit der Therapie häufig wiederholte. Die Angst vor einer Haftstrafe, die ihm vom Gericht im Fall erneuter Straftaten angedroht worden sei, habe eine sehr starke Wirkung auf ihn und werde ihn von strafbarem Verhalten abhalten.

Während unter Fachleuten früher die einhellige Meinung geherrscht hat, die sexuelle Präferenz lasse sich nicht verändern, sind wir heute diesbezüglich etwas offener und gehen davon aus, dass sich die Präferenz, je nach Lebenssituation und Persönlichkeit des Pädophilen, mitunter verändern kann. Dennoch habe ich Herrn D., wie ich es auch anderen Pädophilen am Beginn der Therapie mitteile, gesagt, dass wir vermutlich davon ausgehen müssten, dass sich seine Präferenz nicht verändern lasse. Zudem sei Angst kein guter Motor für Veränderungen.

Ich erklärte Herrn D., dass wir in der Behandlung gemeinsam die Aufgabe hätten, Wege zu finden, wie er auf ein Ausleben seiner Präferenz verzichten könne. Dies sei letztlich allerdings eine enorme, nicht leicht zu bewältigende Forderung, da Sexualität eine starke Kraft in uns Menschen sei und sich nicht einfach beiseiteschieben lasse.

Durch die Therapie von Straftätern war ich daran gewöhnt, Personen zu behandeln, die nicht aus eigenem Antrieb eine Therapie suchen, sondern denen eine Behandlung vom Gericht auferlegt worden ist. Bei dieser an sich ungewöhnlichen, vom traditionellen therapeutischen Setting stark abweichenden Form der Behandlung ersetzt der äußere Rahmen (auferlegte Therapie) die mangelnde eigene Motivation (Rauchfleisch, 1999; 2020).

Wesentlich schwieriger empfand ich hingegen, mit einer Person therapeutisch zu arbeiten im Wissen – oder vorsichtiger formuliert: unter der Annahme –, dass sich die sexuelle Präferenz wohl nicht ändern werde. Was machen wir in einer solchen Therapie? Müssen wir uns darauf konzentrieren, Strategien zu finden und einzuüben, die Herr D. einsetzen kann, wenn er spürt, dass sich sexuelles Begehren in ihm regt? Und werden solche Strategien wirklich in dem Moment greifen, in dem er in Gefahr steht, ein pädophiles Delikt zu begehen?

Zudem ging ich davon aus, dass Herr D. zwar keine Straftaten mehr begehen wollte, um nicht in Haft genommen zu werden. Doch konnte es wirklich sein Wunsch sein, seine pädophile Präferenz »abzustreifen«, sie zumindest weder in realen Kontakten zu Kindern noch in Videos mit kinderpornografischen Inhalten zu leben? Wenn dies seine Präferenz war, würde doch etliches in ihm dahin drängen, die dieser Präferenz entsprechende Sexualität zu leben.

Könnte es ihm ausreichen, seine sexuellen Wünsche nur noch unter Zuhilfenahme pädophiler Fantasien zu leben? Und selbst hinsichtlich solcher Fantasien bestehen, wie ich wusste, bei Psychotherapeut:innen unterschiedliche Vorstellungen: Während die einen finden, pädophile Wünsche dürften nur noch in der Fantasie gelebt werden, fordern andere von ihren Patienten, dass sie solche Fantasien unter keinen Umständen zulassen dürfen. Dies aufgrund der Befürchtung, die Fantasien würden irgendwann doch zur Realisierung drängen, und es würde dann zu Videokonsum und/oder realen Übergriffen kommen.

Obwohl ich in den mehr als 50 Jahren meiner therapeutischen Tätigkeit zahlreiche Pädophile behandelt habe, gab es für mich keine letztgültigen Klärungen, und ich war in der Behandlung von Herrn D. immer wieder mit diesen Fragen und Unsicherheiten konfrontiert. Dadurch werden Therapien wie diese zu einer Grenzsituation für die Therapeut:innen ebenso wie für die Patienten. Beide bewegen sich in einer Situation, die weitgehend von anderen Behandlungen abweicht und sie nicht nur mit therapeutischen Problemen, sondern auch mit existenziellen und ethischen Fragen konfrontiert.

Konkret kam es in der Behandlung beispielsweise darauf an, Herrn D. für Situationen zu sensibilisieren, in denen er in Gefahr geraten könnte, seine sexuellen Wünsche Kindern gegenüber auszuleben. Relativ einfach war dies noch, wenn es um den Schutz vor dem Kauf von Videos im Internet ging. Herr D. blockierte den Zugang zum Darknet, den er früher für Kontakte zu Pädophilennetzwerken benutzt hatte. Ebenso kündigte er alle Abonnements für Kinderpornografie. Letzteres war indes nicht so einfach. Denn regelmäßig bekam er über Monate hin von den Vertreibern dieser Videos Angebote für neue Abonnements, meist mit dem Hinweis, dies sei ein besonders preisgünstiges Angebot.

Wesentlich schwieriger war es hingegen, mit ihm die Alltagssituationen kritisch zu betrachten, in denen er mit Kindern allein sein würde. Das Gericht hatte ihm zwar jegliche Tätigkeit mit Kindern untersagt. Aber im privaten Bereich kam er immer wieder mit Kindern zusammen. Hier galt es, ihn dafür zu sensibilisieren, dass er unbedingt Situationen vermied, in denen er mit einem Kind allein war.

So berichtete er in einer Sitzung, dass die Tochter eines befreundeten Ehepaars, das, wie alle anderen Bezugspersonen, nicht über seine pädophilen Delikte informiert war, ihn an einem frühen Abend weinend angerufen habe: Sie warte nach dem Ende des Sportunterrichts seit einer halben Stunde auf ihre Mutter, die sie hätte abholen sollen. Die Mutter sei aber nicht erschienen. Könne Herr D. nicht schnell kommen und sie abholen? Herr D. berichtete, dass er spontan gefunden habe, es sei doch nichts dabei, das Mädchen abzuholen und zu ihren Eltern zu bringen. Dann sei ihm aber eingefallen, dass er vor einiger Zeit eine starke Faszination, die von diesem vorpubertären Kind ausgegangen sei, gespürt habe. Schweren Herzens habe er deshalb die Bitte, das Mädchen abzuholen, abgelehnt und dem Kind gesagt, er werde die Eltern anrufen, damit sie das Mädchen abholten.

Eine ähnliche Situation hatte sich ergeben, als Herr D. zusammen mit etlichen Familien mit Kindern zu einem Sommerfest eingeladen gewesen war. Die Gäste hätten die Nacht in verschiedenen Räumen in Schlafsäcken verbracht. Früh am Morgen hätten ein Junge und ein Mädchen von ca. 10 Jahren ihn geweckt und gebeten, mit ihnen zu spielen, da die anderen Erwachsenen alle noch schliefen. Er habe geantwortet, er sei noch müde und wolle auch schlafen. Daraufhin hätten die Kinder ihn gebeten, ob sie nicht zu ihm in den Schlafsack schlüpfen dürften. Herr D. räumte ein, dass ein solches enges Zusammensein mit den Kindern für ihn sehr reizvoll gewesen wäre. Er sei sicher, er hätte sich ihnen nicht sexuell genähert. Aufgrund unserer Gespräche habe er aber gewusst, dass er die Kinder unter keinen Umständen in seinen Schlafsack nehmen durfte.

Eine heikle Situation ergab sich, als Herr D. von einem befreundeten Ehepaar gefragt wurde, ob er Taufpate des Kindes, das sie erwarteten, werden wolle. Da er mit diesem Ehepaar eng befreundet war und es als Zeichen ihrer Verbundenheit empfand, ihm die Patenschaft anzubieten, besprach er mit mir, ob er dieses Angebot annehmen dürfe. Wir spielten in der Fantasie ein paar Situationen durch, die sich selbstverständlich ergeben würden, wenn er Pate sei: Die Eltern und auch das Kind würden es für selbstverständlich halten, dass das Patenkind mal bei ihm übernachtete; es könnte sein, dass er dem Kind beim An- und Auskleiden helfen müsste; vielleicht würden sie auch einmal während der Ferienzeit zusammen eine Reise machen etc. Schon das Durchfantasieren solcher möglicher und bei einer Patenschaft selbstverständlicher Situationen ließ Herrn D. klar werden, dass er die Patenschaft schweren Herzens ablehnen musste. Er fand eine das befreundete Paar überzeugende Begründung: Sie hatten bereits einen anderen Freund gefragt, und Herr D. argumentierte, in dem Fall sei es doch besser, wenn die zweite Person eine Frau sei. Das leuchtete den Eltern ein – und Herr D. konnte die Patenschaft ablehnen, ohne das Paar zu verletzen.

Solche Reaktionen von Herrn D. beruhigten mich zwar, entnahm ich ihnen doch, dass er in Situationen, welche die Gefahr von Übergriffen in sich bargen, die mit ihm erarbeiteten Strategien durchaus mit Erfolg anwendete. Zugleich aber bestand bei mir permanent ein gewisses Misstrauen. Ich wusste ja nur von den Situationen, die er mir berichtete. War es berechtigt, daraus abzuleiten, dass er auch in anderen Situationen dem Wunsch, seine pädophile Präferenz auszuleben, widerstehen konnte?

Da ich den Eindruck hatte, Herr D. sei völlig offen mir gegenüber, bereiteten mir meine Zweifel ein schlechtes Gewissen. Warum glaubte ich ihm nicht, dass er sein pädophiles Begehren steuern konnte? Er hätte mir doch nicht von dem Kind, das auf seine Mutter wartete, von den Kindern, die in seinen Schlafsack schlüpfen wollten, von der geplanten Patenschaft und von vielen anderen Situationen berichten müssen, wenn es ihm nicht selbst ein Anliegen wäre, seine sexuellen Wünsche zu steuern und sich nicht mehr strafbar zu machen. Ihm war in dieser Phase der Therapie auch hinreichend klar, dass auch die Darstellungen in Videos reale Kinder betrafen und er sie nicht, wie zu Beginn der Behandlung, damit abtun konnte, es seien ja »nur Bilder«.

Trotz dieser positiven Zeichen blieb tief in mir stets ein gewisses Misstrauen bestehen, dessen ich mich auf der einen Seite schämte, das ich auf der anderen Seite aber auch für nötig hielt in Anbetracht des Wissens, dass sich die sexuelle Präferenz nicht einfach »ausradieren« lässt. Diese ambivalenten Gefühle auszuhalten, war eine der Bedingungen, die ich aus Behandlungen von Pädophilen kannte.

Nach knapp fünf Jahren schlossen wir die Therapie ab. Ich hatte ein gutes Gefühl, und auch Herr D. brachte zum Ausdruck, er sei sicher, die in der Behandlung erarbeiteten Strategien mit Erfolg einsetzen zu können. Bei der Verabschiedung vereinbarten wir, dass Herr D. sich melden würde, sobald er den Eindruck habe, die Situation spitze sich in irgendeiner Weise zu.

Es waren seit der Beendigung der Behandlung sicher drei Jahre vergangen, als ich an einem Vormittag Herrn D. in der Straßenbahn sitzen sah – neben ihm ein ca. zehnjähriger Junge. Wir grüßten uns gegenseitig und wussten beide, was der andere dachte. Als ich die Straßenbahn verließ und Herrn D. »Auf Wiedersehen« sagte, wies er auf den Jungen und meinte: »Das ist mein Neffe. Wir gehen jetzt zusammen in den Zoo.«

Obwohl jede Interaktion zwischen Patient:innen und uns Therapeut:innen ihre eigene Prägung hat, gleicht die Dynamik der hier geschilderten Behandlung von Herrn D. in vielem der Art, wie Therapien mit anderen pädophilen Patienten verlaufen. Es sind vor allem die genannten drei Besonderheiten, die im

Allgemeinen den Therapeut:innen, die nicht an Therapien dieser Art gewöhnt sind, Probleme bereiten: Die Patienten kommen häufig nicht aus eigener Motivation, sondern ihnen wird vom Gericht eine Behandlung auferlegt; das zentrale Thema der Behandlung »Pädophilie« ist ein Straftatbestand; wir haben es mit einem Phänomen zu tun, das sich durch die Therapie vermutlich nicht ändern wird, aber nicht gelebt werden darf.

Die erste Besonderheit, dass es oft keine freiwillige, selbst gewünschte Behandlung ist, habe ich bereits diskutiert. Dies gilt auch für andere Patient:innen und hat sich bei ihnen als therapeutisch sinnvolles Setting erwiesen. Hier wird durch den äußeren Rahmen (auferlegte Behandlung) das Fehlen oder der Mangel an innerer Struktur und Motivation ersetzt (Rauchfleisch, 1999; 2020). In den Therapieausbildungen wird ein solches Setting im Allgemeinen nicht erwähnt oder es wird sogar explizit infrage gestellt, dass Therapien auf diese Weise, ohne klar geäußerte Eigenmotivation der Patient:innen, durchgeführt werden können.

Die zweite und dritte Besonderheit, dass das zentrale Phänomen, um das es in der Therapie geht, ein Straftatbestand ist und sich vermutlich nicht ändern wird, stellen für uns dann allerdings in jedem Fall eine Herausforderung dar. Es gibt kein anderes »Symptom«, mit dem wir uns in Behandlungen beschäftigen, das eine solche belastende Konnotation hat. Wie ich am Beispiel von Herrn D. geschildert habe, wird die Situation nochmals brisanter, da wir von unseren Patienten etwas so Schwieriges verlangen, nämlich absoluter Verzicht auf das Ausleben der sexuellen Präferenz, egal in welcher Form.

Gerade in dieser Hinsicht müssen wir mit massiven Widerständen der Patienten rechnen, werden wir für sie per Übertragung doch zwangsläufig zu einer Person, die ihrer Lustbefriedigung im Weg steht, selbst wenn sie diese Art der Lustbefriedigung aus ethischen und anderen Gründen nicht akzeptieren und sich im Verlauf der Behandlung in das Erleben der Opfer einfühlen können. Den gleichen Ambivalenzkonflikt spüren aber auch wir, indem wir angesichts der gesetzlichen Bestimmungen und wegen des selbstverständlichen Schutzes von Opfern dem Verzicht auf diese Art der sexuellen Befriedigung absolut zustimmen, uns zugleich aber klar ist, welche immense Forderung wir damit an die Patienten richten.

Eine Folge dieser Konstellation ist das erwähnte *Misstrauen,* das nach meiner Erfahrung für Behandlungen dieser Patienten charakteristisch ist und den wohl schwierigsten Aspekt darstellt. Selbstverständlich erfahren wir auch von anderen Patient:innen nicht alle Details ihres Lebens außerhalb der Therapie. Selbst bei Straftätern müssen wir damit rechnen, dass sie wieder delinquieren. Solange es sich dabei nicht um Gefahren für Leib und Leben von Opfern handelt, müssen wir diese Gefahr in Kauf nehmen.

Anders jedoch ist es im Umgang mit Pädophilen, weil wir es hier mit höchst *vulnerablen Opfern* zu tun haben. Natürlich kann ich als Therapeut die Situation der Opfer auch in Behandlungen anderer Straftäter nicht einfach ausblenden. Aber nie sind die Opfer in der Therapie für mich so präsent wie bei Pädophilen. Dies führt denn auch, wie ich es anhand der Behandlung von Herrn D. geschildert habe, immer wieder zu starken, mitunter kaum erträglichen Ambivalenzgefühlen. Einerseits erlebte ich Herrn D. mit seinem Leiden unter seiner Präferenz und seinem echten Bemühen, an sich zu arbeiten, und andererseits stand mir die Situation der Opfer vor Augen, die ihm zur Befriedigung seiner sexuellen Wünsche dienen mussten.

Diese Situation führt zu dem erwähnten Misstrauen: Es ist auf der einen Seite berechtigt und schützt uns als Therapeut:innen davor, die Realität aus den Augen zu verlieren und nicht rechtzeitig hellhörig zu werden, wenn die Patienten in Gefahr sind, ihr Begehren in Handlung (Videokonsum oder manifeste Übergriffe) umzusetzen. Andererseits schafft das Misstrauen eine Distanz zwischen den Behandelnden und den Patienten, die sich auch als hinderlich und die empathische Einfühlung in die Patienten störend auswirken kann. Zudem hat das Misstrauen der Therapeut:innen im Allgemeinen auch Misstrauen der Patienten gegenüber den Behandelnden zur Folge.

Obschon sich durch dieses gegenseitige Misstrauen eine für beide an der Behandlung Beteiligten schwierige Situation ergibt, müssen wir dies meines Erachtens in Therapien mit Pädophilen akzeptieren. Dabei habe ich die Erfahrung gemacht, dass es für die Patienten ebenso wie für uns Therapeut:innen hilfreich ist, wenn wir über diese besondere Situation offen sprechen und sie nicht verschleiern. Je offener wir uns darüber austauschen, desto erträglicher wird das Misstrauen für beide am therapeutischen Prozess Beteiligte.

Wie die am Beispiel von Herrn D. beschriebene Szene in der Straßenbahn zeigt, spüren ja beide Personen, was die andere Person denkt. Seine Erklärung, er gehe mit dem Neffen in den Zoo, war seine Antwort auf meine unausgesprochene, von Misstrauen geprägte Frage, wer dieser Junge sei und was Herr D. mit ihm mache. In der Therapie hatten wir offen über mein Misstrauen und sein darauf reagierendes Misstrauen gesprochen, sodass ihm völlig klar war, welche Gedanken mir durch den Kopf gingen, als ich ihn mit dem Jungen in der Straßenbahn antraf.

Es ist charakteristisch für solche Situationen, dass ich seiner Erklärung geglaubt habe – und dennoch einen letzten Zweifel in mir nicht ausräumen konnte!

Wie erwähnt, werden in den meisten Therapieausbildungen Behandlungen von Pädophilen nicht thematisiert. Dies ist einerseits verständlich, da diese Behandlungen spezielle Ansprüche an die Therapeut:innen stellen. Andererseits wäre es wichtig, dass das Thema der Pädophilie und des Misstrauens, wie es in besonders krasser Weise in diesen Behandlungen auftritt, generell in psychotherapeutischen Ausbildungen behandelt würde.

Auf diese Weise ließe sich vermutlich die Zahl von Therapeut:innen erhöhen, die bereit sind, Pädophile zu behandeln. Dies wäre außerordentlich wichtig, da diese Patienten große Mühe haben, Therapieplätze zu finden.

2.17 Das erste Zusammentreffen mit einer nichtbinären Person

Seitdem ich mich – seit nunmehr 55 Jahren – mit dem Thema »Transidentität« beschäftige, bin ich immer wieder mit Personen zusammengetroffen, die sich nicht eindeutig als weiblich oder männlich definiert haben (zu einem Überblick über meine Erfahrungen mit Transidentität siehe Rauchfleisch, 2024a).

In den 1970er und 1980er Jahren gab es den Begriff der Nichtbinarität noch nicht. In Ermangelung eines entsprechenden Konzepts mussten Personen, die sich durch die binäre Definition der Geschlechter nicht richtig beschrieben fühlten, ihre Selbstdefinition deshalb auf andere Art umschreiben und schilderten sich im Allgemeinen mit den Worten: »Ich bin weder Frau noch Mann. Ich bin beides.« Das Konzept der Nichtbinarität tauchte erst Mitte der 1990er Jahre im angloamerikanischen Schrifttum mit Kate Bornstein (1994) und Joan Nestle, Clare Howell und Riki Milchins (2002) auf. Wesentliche Anstöße zur Infragestellung der unsere Kultur stark prägenden Binaritätsvorstellungen kamen auch von Judith Butler (1991).

Indes hatte schon lange vorher Magnus Hirschfeld (1868–1935) von »43.046.721 Sexualtypen« (1926) gesprochen und darauf hingewiesen, dass es letztlich so viele Sexualtypen wie Individuen gebe. Damit war die Binarität der Geschlechter bereits aufgehoben. Nur hat sich Hirschfelds Lehre von den »Zwischenstufen« während langer Zeit nicht durchsetzen können. Erst in den letzten Jahren hat sie in der Diskussion um die Nichtbinarität der Geschlechter wieder Beachtung gefunden.

Obwohl ich also seit 1970 mit Menschen zusammengetroffen bin, die sich nicht einem der beiden Pole »weiblich« oder »männlich« zuordnen konnten, also nach unserem heutigen Verständnis nichtbinär waren, war es sogar für mich dann doch eine spezielle Situation, als ich 2021 mit einer Person zusammentraf, die sich als »nichtbinär« bezeichnete.

Sascha war, als Sascha mich aufsuchte, 26 Jahre alt. Sascha war ursprünglich dem weiblichen Geschlecht zugewiesen worden, durch das Sascha sich jedoch nicht richtig beschrieben fühlte. Das empfundene Geschlecht war nichtbinär. Sascha hatte sich per E-Mail angemeldet und darum gebeten, psychotherapeutisch begleitet zu werden, um sich intensiver mit der eigenen Identität auseinanderzusetzen. Sascha zweifelte nicht an der Nichtbinarität, wollte mit mir zusammen aber klären, wie Sascha damit im Familien- und Freund:innenkreis umgehen könnte, welche Auswirkungen die Nichtbinarität auf den beruflichen Weg hätte und ob und gegebenenfalls welche körperlichen Maßnahmen indiziert sein könnten.

Zum vereinbarten Termin erschien Sascha in meiner Praxis. Ich traf eine Person an, die vom Erscheinungsbild weiblich wirkte, durch einen Kurzhaarschnitt und eher männliche Kleidung aber sehr wohl auch als Mann gelesen werden konnte. Sascha bat mich, Sascha nicht als »Frau« oder »Herr«, sondern mit dem von Sascha gewählten Vornamen anzusprechen. Ich war einverstanden, obwohl ich Patient:innen sonst nicht mit ihrem Vornamen anspreche. Mir war klar, dass es bei Sascha keine andere Möglichkeit gab. Sascha hatte diesen Namen gewählt, da er sowohl bei weiblichen als auch bei männlichen Personen verwendet wird.

Ich erinnere mich, dass eine der ersten Irritationen bei mir auftauchte, als ich Sascha eine E-Mail-Nachricht schicken wollte. Spontan hatte ich geschrieben: »Liebe Sascha.« Ich stockte jedoch, weil mir klar war, dass ich Sascha damit als Frau anspreche. Ebenso wenig war aber auch die Formulierung »Lieber Sascha« möglich, da ich Sascha damit dem männlichen Geschlecht zugewiesen hätte. Ich entschloss mich schließlich »Hallo Sascha« zu schreiben, was mir zwar von der Art der Kommunikation her nicht gefiel, aber die einzige Möglichkeit zu sein schien, Sascha geschlechtsneutral anzusprechen. Später lernte ich, dass ich in einem Schreiben nichtbinäre Personen auch mit »Liebe*r …« ansprechen kann.

Im direkten persönlichen Kontakt spielte die Vermeidung von Pronomen keine Rolle. Besondere Beachtung brauchte die sprachliche Formulierung aber, wenn ich etwa einen Bericht an Saschas Hausärztin schrieb oder einen Antrag an die Krankenkasse formulieren musste. Hier musste ich darauf achten (wie auch in meiner Schilderung hier!), dass ich nicht anstelle von Saschas Namen »sie« oder »er« schrieb, was wir üblicherweise in Berichten tun, um nicht dauernd den Namen zu wiederholen.

Die Krankenkasse bot ohnehin ein großes Problem, da die Kasse keine Kosten übernahm, wenn es um Nichtbinarität ging. Ich habe in Schreiben an die Krankenkasse zwar immer auch die Diagnose »Geschlechtsdysphorie« (DSM-5: F64.1) verwendet, die zum einen die Pathologisierung der ICD-Diagnose »Transsexualismus« (als schwere Störung der Geschlechtsidentität) vermeidet und zum anderen auch nichtbinäre Identitäten umfasst, weil sie das Leiden beschreibt, das durch die Inkongruenz zwischen dem zugewiesenen und dem empfundenen Geschlecht bedingt ist.

Da die Krankenkasse jedoch immer auch eine ICD-Diagnose wünschte, war ich gezwungen, auch die Diagnose »Transsexualismus« (ICD-10: F64.0) zu verwenden. Abgesehen davon, dass diese Diagnose Transidentität als schwere Störung der Geschlechtsidentität beschreibt, geht die ICD-Diagnose von einer binären Geschlechtervorstellung aus und ist deshalb ungeeignet zur Beschreibung nichtbinärer Personen. Damit befanden Sascha und ich uns in einem Dilemma, wenn es um irgendwelche Maßnahmen ging, deren Kosten von der Krankenkasse getragen werden sollten. Glücklicherweise musste ich nur Anträge für die Kostenübernahme für die Psychotherapie schreiben, was kein Problem war. Schwierig wäre es geworden, als Sascha in einer späteren Phase der begleitenden Psychotherapie den Versuch unternahm, eine hormonelle Behandlung mit Testosteron zu beginnen. Das Problem konnte Sascha dadurch lösen, dass Sascha diese von einem Endokrinologen durchgeführte Behandlung privat gezahlt hat.

Im Grunde war die begleitende Psychotherapie keine Therapie im üblichen Sinne, sondern ein Coaching, das heißt eine psychologische Begleitung in einer schwierigen Lebenssituation. Sascha hatte keine Symptome irgendeiner psychischen Störung, unter der Sascha gelitten hätte. Es bestand bei Sascha lediglich die Geschlechtsdysphorie aufgrund der Diskrepanz zwischen dem zugewiesenen und dem empfundenen Geschlecht. Je weiter Sascha auf dem Weg der Selbstakzeptanz, des Coming-out und der sozialen Transition voranschritt, desto mehr verschwand diese Dysphorie denn auch.

Obschon ich durch meine damals bereits mehr als 50-jährige Erfahrung mit Transidenten an solche begleitenden Psychotherapien gewohnt war, stellte die Begleitung von Sascha mich doch immer wieder vor Probleme. Dies waren nicht nur die erwähnten sprachlichen Schwierigkeiten, die sich durch die binäre Struktur unserer Sprache ergeben. Es war vor allem die Irritation, die ich spürte, weil ich meistens wie selbstverständlich von binären Vorstellungen ausging. Dies betraf beispielsweise meine Vorstellungen von der Beziehung, die Sascha zu familiären Bezugspersonen, zu Freund:innen und im beruflichen Bereich hatte. Es brauchte einige Zeit, bis ich nicht mehr von der Beziehung zweier binärer Personen ausging, sondern die spezielle Situation sah, die darin lag, dass Sascha als nichtbinäre Person mit binären Personen in Beziehung stand.

Auch wurde mir erst im Verlauf der Begleitung klar, auf wie viel Unverständnis und Ablehnung nichtbinäre Personen im Alltag stoßen. So berichtete mir Sascha, dass Sascha bei der Hausärztin gewesen sei. Schon als Sascha sich bei der Praxishilfe angemeldet habe, habe sie laut »Guten Tag, Frau …« gesagt. Dass Sascha daraufhin gebeten habe: »Bitte, sagen Sie nicht Frau oder Herr zu mir«, habe die Praxishilfe offenbar überhaupt nicht gehört. Jedenfalls sei sie kurze Zeit später ins Wartezimmer, in dem noch etliche andere Patient:innen gesessen hätten, gekommen und habe laut gesagt: »Bitte Frau …« Demonstrativ sei Sascha zunächst sitzen geblieben. Die Praxishilfe habe jedoch auf Sascha gezeigt und gesagt: »Ich meine Sie, Frau …!«

Ähnliche Situationen erlebte Sascha täglich etliche Male. So musste Sascha sich beim Ausfüllen von Formularen immer einer der beiden Kategorien »weiblich« oder »männlich« zuordnen, da es in der Schweiz offiziell kein drittes Geschlecht gibt. Obwohl die Personen des näheren Freund:innenkreises über Saschas Nichtbinarität informiert waren, wurde Sascha doch auch in diesem Kreis immer wieder misgendert: Die Freund:innen meinten es zwar nicht böse, sondern »versahen« sich immer wieder. Aber auch das war bei unzähligen Wiederholungen extrem belastend für Sascha.

Anders war es bei den beiden Brüdern und beim Vater von Sascha: Sie weigerten sich schlichtweg, den Namen »Sascha« zu verwenden, und benutzten demonstrativ den früheren weiblichen Namen. Ebenso vermieden sie in keiner Weise den Gebrauch von Pronomen, sondern betonten mitunter bei Gesprächen im Familienkreis ausdrücklich »sie« und »ihr«. »Sie machen das, weil sie wissen, wie sehr sie mich damit verletzen«, klagte Sascha. Ähnlich ging es Sascha in der Firma, in der Sascha arbeitete: Auch hier hatte Sascha sich geoutet und ausdrücklich darum gebeten, dass der Name Sascha verwendet würde und im Zusammenhang mit Sascha keine Pronomen benutzt würden. Aber auch hier gab es einige Mitarbeitende, die sich nicht an Saschas Bitte hielten und demonstrativ von »sie« und »ihr« sprachen.

Ein großes Problem entstand für Sascha auch beim Besuch von Toiletten. Durch ihr weder eindeutig weibliches noch eindeutig männliches Erscheinungsbild geriet Sascha immer wieder in Konflikt mit anderen Besucher:innen der Toiletten. Auf der Männertoilette wurde Sascha grinsend weggeschickt, hier sei Sascha »am falschen Ort«, auf der Frauentoilette schimpften die Frauen, Sascha solle »schnellstens verschwinden, sonst rufen wir die Polizei«. Auch wenn mir aus der Arbeit mit trans* Personen das Problem bekannt war, dass es nur in wenigen Institutionen geschlechtsneutrale Toiletten gibt, wurde mir die Brisanz dieses Themas für nichtbinäre Personen bei Sascha noch deutlicher spürbar.

Aber selbst im Umgang mit Fachpersonen erlebte Sascha sehr verletzende Reaktionen. So teilte ihr eine Endokrinologin, an die Sascha sich wendete, um über die Behandlung mit Testosteron zu sprechen, unumwunden mit, sie werde keine Hormonbehandlung machen. Nichtbinarität sei keine »anerkannte Erkrankung«. »Zu so etwas gebe ich mich nicht her«, war die abschließende Antwort. Dabei ging es noch gar nicht um die Frage, ob die Krankenkasse die Behandlung mit Testosteron übernehmen würde, sondern lediglich um Saschas Bitte, diese Frage mit der Endokrinologin zu besprechen. Schon eine Diskussion wies die Endokrinologin strikt zurück.

Auch die Diskussion über eine Mastektomie, die Sascha in einer Phase der Transition in Erwägung zog, gestaltete sich schwierig. Solange die Chirurg:innen, an die

Sascha sich wendete, davon ausgingen, eine binäre trans* Person, also einen trans* Mann, vor sich zu haben, besprachen sie offen die Möglichkeiten einer Mastektomie. Sobald Sascha aber erwähnte, dass sie kein trans* Mann, sondern nichtbinär sei, verweigerten die Chirurg:innen Sascha jegliche Hilfe oder äußerten zumindest heftige Zweifel am Sinn einer solchen Maßnahme.

Dies ist nur ein grober Überblick über die Erfahrungen, die ich in der Transitionsbegleitung von Sascha gemacht habe. Wie erwähnt, hatte ich, als ich durch Sascha mit der Frage der Nichtbinarität konfrontiert wurde, bereits seit Langem trans* Personen begleitet und war mit dieser Thematik vertraut. Ich hatte auch schon seit den 2020er Jahren vom Konzept der Nichtbinarität gehört. Selbst war ich aber noch keiner Person begegnet, die sich als nichtbinär bezeichnete. Aus diesem Grund war die Begleitung von Sascha etwas völlig Neues für mich und konfrontierte mich mit Fragen und Problemen, die ich in dieser Art noch nie erlebt hatte.

Auch binäre trans* Personen hatten mich anfangs irritiert, wenn beispielsweise eine Person, die dem männlichen Geschlecht zugewiesen war und ausgesprochen männlich wirkte, mich aufsuchte und mir mitteilte, dass sie eine Frau und lesbisch sei. Doch die vielen beruflichen Begleitungen und eine zunehmende Zahl von trans* Personen im persönlichen Freund:innenkreis hatten Transidentität für mich zu etwas Alltäglichem gemacht. Bei nichtbinären Personen wie Sascha hingegen ergaben sich völlig neue Fragen, und ich musste mich auf ganz andere Themen konzentrieren.

Dies waren zuerst einmal die *sprachlichen Herausforderungen,* wenn ich in Berichten und Gesprächen über Sascha auf Pronomen verzichten sollte und stattdessen immer den Namen wiederholen musste. Obwohl mir diese sprachlichen Fragen heute völlig vertraut sind, habe ich beim Schreiben des Berichts hier einige Male irrtümlich »sie« statt Sascha geschrieben und musste das beim nochmaligen Durchlesen des Textes korrigieren.

Was für mich bei aller Erfahrung mit der trans* Thematik ebenfalls neu war und mich erschüttert hat, war die Wahrnehmung, wie viel Verletzungen nichtbinäre Personen im Alltag erleben. Da es in der Schweiz offiziell kein drittes Geschlecht gibt, sind nichtbinäre Personen hier beim Ausfüllen von Formularen, in denen das Geschlecht angegeben werden muss, gezwungen, sich in eine Kategorie einzuordnen, die ihnen nicht entspricht. Dies heißt so viel wie: Es gibt nichtbinäre Personen gar nicht! In Deutschland besteht immerhin die Möglichkeit, die Kategorie »divers« oder »kein Geschlechtseintrag« anzugeben.

Die Leugnung ihrer Existenz zeigt sich auch darin, dass Sascha von Endokrinolog:innen und Chirurg:innen hören musste, sie seien nicht bereit für irgendwelche medizinischen Behandlungen, zumal es auch keine Diagnose

»Nichtbinarität« gebe. Große Probleme entstehen nichtbinären Personen zudem dadurch, dass die Krankenkassen sich weigern, die Kosten für mit der Nichtbinarität zusammenhängende medizinische Leistungen zu übernehmen.

Auch binäre trans* Personen erleben vielfach Diskriminierungen und werden misgendert. Aber bei der Begleitung von Sascha wurde mir klar, dass nichtbinäre Personen dies in einem nochmals stärkeren Ausmaß erleben. Daraus spricht eine Nichtbinaritätsnegativität (eine Wortneuschöpfung von mir, analog Homonegativität und Transnegativität), das heißt eine feindselige Einstellung gegenüber nichtbinären Personen, die sich im individuellen Umgang mit ihnen zeigt, aber letztlich ihren Ursprung in einer ablehnenden Haltung der Mehrheitsgesellschaft hat.

Dieser feindseligen Haltung der Mehrheitsgesellschaft liegen verschiedene Ursachen zugrunde: Es ist zum einen die generelle Ablehnung von Menschen, die in irgendeiner Hinsicht »anders« sind als die Mehrheitsgesellschaft, und die insofern jeden Menschen treffen kann, der aus irgendeinem Grund nicht zur Majorität gehört. Zum anderen kommt es zu einer Feindseligkeit nichtbinären Menschen gegenüber, weil Personen – und dies sind zumeist Männer –, die an traditionellen Rollenvorstellungen von Frau und Mann hängen, trans* Personen und in besonderer Weise nichtbinäre Personen als Bedrohung ihrer Rollenvorstellungen empfinden. Dies ist verständlich, weil sie ein Beispiel dafür sind, dass sich Geschlechterrollen und die daran gebundenen Rechte und Privilegien nicht aus der Biologie herleiten lassen.

Die besonders ablehnende Haltung breiter Kreise der Mehrheitsgesellschaft gegenüber nichtbinären Personen hat schließlich auch mit der unsere Kultur stark prägenden Binarität zu tun. Dies war eine Erfahrung, die ich in der Begleitung von Sascha immer wieder gemacht habe und die mir in dieser Brisanz vorher nicht klar war. Sobald die als unverzichtbar erscheinenden Koordinaten weiblich-männlich außer Kraft gesetzt werden, empfinden viele Menschen der Mehrheitsgesellschaft dies als totale Auflösung jeglicher Struktur und wehren sich deshalb vehement dagegen.

Letztlich geht es dabei aber nicht nur um die Polarität von Weiblichkeit und Männlichkeit, sondern um das Prinzip der Binarität schlechthin. Baltes-Löhr zeigt in ihrem Werk »Geschlecht als Kontinuum« (2023) auf, dass die Binaritätsvorstellungen in praktisch allen Lebensbereichen unserer Kultur wirksam sind. Mithilfe ihres Kontinuummodells stellt die Autorin in überzeugender Weise dar, dass die Auflösung der Binarität eine enorme Bereicherung sein kann.

Zu derartigen Reflexionen haben mich die Begleitung von Sascha und die Diskussionen mit Sascha angeregt und mich an den Punkt geführt – der für uns Psychotherapeut:innen generell eine enorme Herausforderung bedeutet –, mir darüber klar zu werden, dass auch unsere psychologischen und psychotherapeutischen *Konzepte alle von binären Annahmen ausgehen.* Die Konfrontation mit nichtbinären Personen zwingt uns deshalb, unsere Konzepte zu überdenken und zu erweitern. Diese Vorstellung löst indes bei vielen Therapeut:innen große Irritation aus. Ich habe das in etlichen Diskussionen, die ich mit Kolleg:innen über das Thema »Nichtbinarität« geführt habe, erlebt. Immer wieder kam das Argument, dann bestehe die Gefahr einer völligen Auflösung unserer Theorien.

Dass Erweiterungen unserer Konzepte sehr wohl möglich sind, ohne dass alle bisher bewährten Theorien zusammenbrechen, zeigt im Grunde die Geschichte der Psychoanalyse. Freud selbst hat seine Theorien permanent weiterentwickelt, und auch in der Folge sind neue Forschungsbefunde jeweils, wenn auch oft gegen Widerstand und erst nach längerer Zeit, in die psychoanalytische Theorie integriert worden.

Und auch in den letzten Jahren haben Autor:innen wie Heimerl (2022), Le Soldat (2015), Mitchel (2018), Quindeau (2019) und Heenen-Wolff (2018) gezeigt, dass Erweiterungen der psychoanalytischen Theorie möglich sind (siehe dazu auch den Bericht von der Jahrestagung der Deutschen Psychoanalytischen Gesellschaft 2023 in Blank-Knaut et al., 2024). Bei der Reflexion dieser Situation, mit der ich mich bei der therapeutischen Begleitung von Sascha zwangsläufig auseinandersetzen musste, ist mir klar geworden, dass wir nichtbinären Personen dankbar dafür sein müssen, dass sie uns mit diesem Thema konfrontieren und uns Wege aus der Enge der Binarität aufzeigen (Rauchfleisch, 2025).

Die besondere Herausforderung, welche die therapeutische Begleitung von nichtbinären Personen für uns Therapeut:innen darstellt, liegt nicht nur in der beschriebenen Unsicherheit, die wir in Anbetracht der binären Struktur unserer Konzepte erleben. Herausfordernd ist vielmehr auch die Tatsache, dass in den meisten Therapieausbildungsgängen das Thema »Nichtbinarität« nicht auftaucht und, wenn die Diskussion darauf kommt, mitunter vehement abgelehnt wird. In solchen Momenten fühlen sich gerade jüngere Kolleg:innen, die sich in der Therapieausbildung Information und Anregungen erhoffen, sehr allein gelassen. Schlimm ist, dass durch das Ausblenden dieses Themas nichtbinären Personen nochmals gleichsam die Existenz abgesprochen wird.

Wie diese Überlegungen zeigen, konfrontiert uns beim jetzigen Stand der fachlichen Diskussion die Arbeit mit nichtbinären Personen mit einer Grenzsituation, die in mehrfacher Hinsicht herausfordernd ist und auf die wir in der Therapieausbildung im Allgemeinen nicht ausreichend vorbereitet werden. Hieraus ergibt sich die *dringende Forderung, dass das Thema »Nichtbinarität« in die Ausbildung aller Therapieschulen aufgenommen wird.* Daraus muss sich dann eine Erweiterung der bisherigen Konzepte ergeben, sodass sie auch auf nichtbinäre Personen anwendbar sind.

2.18 »Ich bin Flüchtling, lesbisch und habe schlimme Dinge in meinem Heimatland und auf der Flucht erlebt.«

Mit diesen Worten stellte Frau H., 21-jährig, sich mir vor, als ich sie kennenlernte. Sie war mir von einer juristischen Beratungsstelle für Flüchtlinge zur Psychotherapie angemeldet worden und wurde bei der ersten Sitzung von einer ehrenamtlichen Mitarbeiterin der Gruppe Queeramnesty, einer Sektion von Amnesty International für queere Flüchtlinge, begleitet. Frau H. stammte aus einem Land mit einer islamistischen Regierung und war nach einer dreijährigen Flucht, die sie in den Iran und in die Türkei geführt hatte, ein Jahr vor der Konsultation bei mir in die Schweiz gekommen.

Die Umschreibung »schlimme Dinge« in ihrem Heimatland und auf der dreijährigen Flucht erlebt zu haben, ließ erahnen, dass Frau H. vermutlich schwer traumatisiert war. Dies war auch der Eindruck, den die Juristin von der Beratungsstelle und die Begleiterin von Queeramnesty hatten und dessentwegen sie der Ansicht waren, Frau H. benötige dringend eine Psychotherapie.

Frau H. hatte ihre Situation zwar in dem zitierten kurzen Satz zusammengefasst, doch bedeutete dies keineswegs, dass sie über all das, was sie in den zurückliegenden Jahren erlitten hatte, leicht sprechen konnte. In Anbetracht ihres nur einjährigen Aufenthaltes in der Schweiz hatte sie bereits eine erstaunlich gute Sprachkompetenz entwickelt, sodass wir uns einigermaßen gut in Deutsch unterhalten konnten. In der ersten Sitzung konnte die Begleiterin auch manches erklären, was sie aus früheren Gesprächen mit Frau H. wusste.

Ich selbst war vor vielen Jahren einige Male in einer Sprachschule in Kairo gewesen, wo ich Arabisch gelernt hatte. Als ich mit Frau H. zusammentraf, hatte ich wegen mangelnder Möglichkeiten, Arabisch zu sprechen, zwar sehr viel vergessen. Doch reichten meine Sprachkenntnisse noch für die Begrüßung und einige einleitende Sätze und gelegentliche Fragen aus. Dadurch entstand schon in der ersten Sitzung ein guter Rapport zwischen Frau H. und mir.

Im Gespräch über ihr Leben im Heimatland, ihre Fluchtgründe im Alter von knapp 18 Jahren sowie über die Flucht und ihr Leben jetzt in der Schweiz ergab sich das Bild einer jungen Frau, die ihre Homosexualität offenbar früh gespürt hatte und im Alter von 16 Jahren eine Beziehung zu einer einige Jahre älteren Frau eingegangen war. Da in ihrem Heimatland Homosexualität mit der Todesstrafe bedroht war, hatten die beiden Frauen versucht, ihre Beziehung geheim zu halten. Frau H. hatte deshalb auch nicht gewagt, sich irgendeinem Mitglied ihrer Familie anzuvertrauen. Wie die sexuelle Beziehung der beiden Frauen von irgendjemandem bemerkt worden war, wusste Frau H. nicht. Voller Panik habe die Freundin sie an einem Nachmittag angerufen und ihr berichtet, ihre Mutter, die von der Beziehung der beiden Frauen gewusst habe, habe sie informiert, dass die Polizei bei ihrer

Familie erschienen sei. Die Mutter habe vermutet, dass es wegen der Beziehung der beiden Frauen sei, und habe die Tochter gewarnt.

Die beiden Frauen hätten daraufhin geplant, zusammen ihr Heimatland zu verlassen und in ein europäisches Land zu fliehen, wo sie ihre Beziehung offen leben könnten. Da keine Zeit zu verlieren war, beschlossen sie, sich noch am gleichen Abend zu treffen und zu fliehen. Unter Tränen berichtete Frau H. mir, dass die Freundin an diesem Abend jedoch nicht zum vereinbarten Treffpunkt gekommen sei. Sie habe noch zwei Stunden gewartet, habe dann aber ihre Flucht beginnen müssen. Später habe sie bei einem Telefongespräch mit ihrer Mutter erfahren, dass die Freundin, als sie nach Hause gegangen sei, um sich von ihrer Mutter zu verabschieden, von der Polizei festgenommen und später umgebracht worden sei.

Auch die drei Jahre dauernde Flucht durch den Iran und die Türkei bis in die Schweiz brachte für Frau H. vielfältige Traumatisierungen mit sich. Nirgends konnte sie sich legal aufhalten und durfte sich vor allem nicht als lesbische Frau zu erkennen geben. Im Iran hatte sie sich den Lebensunterhalt mit Gelegenheitsarbeiten verdienen können, etliche Male aber war sie auch Opfer von sexuellen Übergriffen geworden. Das Gleiche hatte sie bei dem Aufenthalt in der Türkei erlitten. Ab und zu habe sie zwar andere Flüchtlinge angetroffen und eine gewisse Unterstützung von Frauen erhalten, die in einer ähnlichen Situation wie sie gewesen seien. Aber auch ihnen gegenüber habe sie immer Distanz gewahrt, weil sie nicht gewusst habe, ob sie ihnen letztlich vertrauen könne. Jede und jeder habe für sich allein ums Überleben kämpfen müssen.

Eine spürbare Entlastung sei es für sie gewesen, als sie vor einem Jahr die Schweiz erreicht habe. Zunächst war Frau H. in einer Stadt in der Deutschschweiz in einem Bundesasylzentrum in der Stadt, in der sie angekommen war, untergebracht worden. Hier wohnte sie mit zehn anderen Frauen, die aus verschiedenen Ländern in die Schweiz geflohen waren, in einem Raum zusammen. Über ihre persönliche Situation habe sie den anderen Frauen nur wenig gesagt, vor allem habe sie ihre Homosexualität nicht erwähnt, weil sie davon ausgegangen sei, dass es unter den Flüchtlingen sicher etliche gegeben habe, die Homosexualität strikt ablehnten. Sie habe befürchtet, dass diese Frauen es unter Umständen auch anderen, vor allem männlichen Flüchtlingen sagen würden und sie dann Angriffen von ihnen ausgesetzt wäre.

Nach wenigen Wochen war Frau H. in eine andere Stadt verlegt worden. Aber auch hier war sie nur wenige Wochen geblieben, bis sie schließlich in ein Dorf gebracht worden war, wo sie seither in einer Unterkunft für Flüchtlinge in einem Zimmer zusammen mit zwei anderen Frauen wohnte. Auf der einen Seite war dies eine weitaus bessere Situation als die in dem Bundesasylzentrum. Andererseits war das Zusammenleben mit den beiden anderen Frauen aber auch schwierig, da die beiden aus dem gleichen Land stammten, nur in ihrer eigenen Sprache miteinander redeten und sich Frau H. gegenüber ablehnend verhielten. Frau H. fühlte sich dadurch stark ausgeschlossen. Außerdem wagte sie es nicht, sich den beiden Frauen gegenüber zu outen.

Auf Queeramnesty war Frau H. durch die Juristin, die sie vertrat, aufmerksam gemacht worden. Wie sie mir berichtete, hatte sie anfangs gezögert, sich an die Organisation zu wenden, weil ihr nicht klar gewesen sei, ob sie sich auf sie verlassen könne oder ob die Mitarbeiter:innen in Kontakt mit den Migrationsbehörden stünden. Da sie zudem befürchtet habe, ihre Homosexualität könne ein Hinderungsgrund für ihr Asylverfahren sein, habe sie nicht mit einer Organisation in Verbindung gebracht werden wollen, die sich für homosexuelle und trans* Personen einsetze. Erst als die Juristin ihr erklärt habe, dass die Verfolgung in ihrem Heimatland wegen ihrer Homosexualität ein gewichtiger Asylgrund sei und sie deswegen in der Schweiz keine Nachteile zu erwarten habe, sei sie bereit gewesen, sich an Queeramnesty zu wenden.

Da die Begleiterin dieser Organisation Frau H. Hilfe in der Bewältigung ihres Alltags und bei den Kontakten mit verschiedenen Ämtern leistete, war mir die Zusammenarbeit mit der Begleiterin wichtig. Ich bat deshalb Frau H., uns eine gegenseitige Entbindung von der Schweigepflicht zu unterzeichnen und mir auch eine Vollmacht zu erteilen, damit ich mit dem sie behandelnden Arzt, der die Asylunterkunft betreute, und, falls es sich als notwendig erweisen sollte, auch mit dem Migrationsamt Kontakt aufnehmen könnte. Nach kurzer Rücksprache mit der Begleiterin war Frau H. einverstanden.

Glücklicherweise war ich an eine solche interdisziplinäre Zusammenarbeit aufgrund der Behandlung anderer Patient:innen, die mit großen sozialen Schwierigkeiten zu kämpfen hatten, gewöhnt. Aus diesen Therapien wusste ich, dass eine Psychotherapie allein nicht ausreicht, sondern durch konkrete Unterstützung im sozialen Bereich ergänzt werden muss. Dies schien besonders wichtig bei einer Patientin wie Frau H., die mit der Organisation, welche die Asylunterkunft betrieb, mit dem für die Unterkunft zuständigen Arzt und etlichen Ämtern in Kontakt stand. In dieser Situation war es ein Glücksfall, dass Frau H. von einer Mitarbeiterin von Queeramnesty betreut wurde.

Zu den ersten Therapiesitzungen begleitete diese Mitarbeiterin Frau H. jeweils. Ab der fünften Sitzung fand die Patientin aber, sie könne gut allein kommen. Die sprachliche Verständigung zwischen uns klappte einigermaßen. Wenn wir gar nicht zurechtkamen, benutzte Frau H. ein Programm, das sie auf ihrem iPhone hatte und bei dem wir eine Sprachnachricht eingeben konnten, die dann in die Sprache des anderen übersetzt wurde.

In den Therapiesitzungen beschäftigten uns zum einen die Themen der sozialen Realität: die Probleme, die Frau H. im Zusammenleben mit den beiden Frauen hatte, mit denen sie sich das Zimmer teilte; Konflikte und Unsicherheiten im Umgang mit den verschiedenen staatlichen Stellen, von denen sie abhängig war; ihre zum Teil vergeblichen Versuche, am Deutschunterricht zur Verbesserung ihrer Sprachkenntnisse teilnehmen zu können; und nicht zuletzt ihre Angst, dass ihr Asylgesuch abgelehnt werde. Zum anderen ging es in unseren Gesprächen um die Bearbeitung der Traumata, die sie im Heimatland wegen ihrer Homosexualität und des Todes ihrer Freundin sowie auf der Flucht durch die sexuellen Übergriffe, denen sie ausgesetzt gewesen war, erlitten hatte.

Als besonders belastend erwies es sich, dass Frau H. mehrfach in Konflikte mit der Organisation geriet, die für ihren Aufenthalt in der Gemeinde, in der die Asylunterkunft lag, zuständig war. Sie versuchte zwar, die Forderungen dieser Organisation, zum Beispiel Teilnahme an bestimmten Arbeiten, zu erfüllen. Es kam jedoch zu einem heftigen Konflikt, als sie beispielsweise an einem Wochenende abends nicht in die Asylunterkunft zurückgekommen war. Die Organisation drohte ihr bei nochmaliger Abwesenheit, das Geld zur Finanzierung ihres Lebensunterhalts zu streichen, und weigerte sich auch, Frau H. einen Deutschkurs bei einer Sprachschule zu zahlen, die einen effizienteren Unterricht anbot als die Schule, in der sie bisher gewesen war.

Oft erwiesen sich die sozialen Probleme als so erdrückend, dass es kaum möglich war, die traumatherapeutischen Bemühungen fortzusetzen. Eine brisante Situation ergab sich, als mir Frau H. berichtete, sie habe eine Möglichkeit, etwas Geld zu verdienen. Das dürfe jedoch niemand wissen, da sie als noch nicht anerkannter Flüchtling ja keiner bezahlten Tätigkeit nachgehen dürfe. Ihr sei von einem Mann, den sie zufällig getroffen habe, angeboten worden, in seiner Wohnung zu putzen. Auf meine Frage, was für ein Mann das sei und ob sie ihm gegenüber nicht ein gewisses Misstrauen habe, reagierte Frau H. erstaunt. Er mache einen »netten Eindruck« und werde ihr das Geld für die Reinigungsarbeiten geben, ohne dass irgendeine staatliche Stelle davon erführe.

Ich besprach diese Situation und die darin möglicherweise liegende Gefahr für Frau H. ausführlich mit ihr, und wir kamen überein, dass sie sich beim ersten Treffen mit diesem Mann von der Queeramnesty-Mitarbeiterin begleiten lasse. Als sie den Mann telefonisch darüber informierte, dass sie eine Bekannte – wie sie die Begleiterin ihm gegenüber nannte – mitbringen werde, habe der Mann das Telefongespräch abgebrochen und ihre Nummer blockiert, sodass sie nicht mehr mit ihm in Kontakt treten konnte. Dieses Verhalten von ihm zeigte ihr, dass sie mit Angeboten dieser Art äußerst vorsichtig sein musste.

Das Beispiel von Frau H. lässt deutlich werden, dass eine Therapie mit einer solchen Patientin wie sie uns als Therapeut:innen vor eine Reihe von Problemen stellt, auf die wir häufig nicht vorbereitet sind. Zum einen ist es die *interdisziplinäre Zusammenarbeit* mit Personen, die an der Begleitung der Patient:innen beteiligt sind. Neben Hausärzt:innern, Jurist:innen, Mitarbeitenden von staatlichen Stellen war es in diesem Fall vor allem die Zusammenarbeit mit der ehrenamtlichen Begleiterin von Queeramnesty.

Gerade bei queeren Flüchtlingen hat sich eine solche enge Zusammenarbeit sehr bewährt, da sie wegen ihrer von der Mehrheitsgesellschaft abweichenden sexuellen Orientierung und Geschlechtsidentität mit ganz spezifischen Problemen konfrontiert sind und bei Queeramnesty Begleiter:innen finden, die mit diesen Fragen vertraut sind. Für eine Person wie Frau H. haben bereits in der Kultur, in der sie aufgewachsen ist, große Probleme bestanden, indem Homosexualität dort aus religiösen und gesellschaftlichen Gründen abgelehnt wird und mit massiven Strafen belegt ist. Der Prozess, in dem Frau H. ihre Homosexualität bei sich selbst wahrnehmen und schließlich akzeptieren konnte, war für sie bereits sehr schwierig gewesen, musste sie sich doch als eine Person definieren und akzeptieren, die im Widerspruch zu den Normvorstellungen ihrer Umgebung lebt.

Dass ein Coming-out im Herkunftsland nicht möglich ist, war Frau H. klar. Ihre Freundin und sie hatten jedoch gehofft, ihre gleichgeschlechtliche Beziehung geheim halten zu können. Das Auftauchen der Polizei hatte ihnen indes gezeigt, dass diese Möglichkeit für sie im Heimatland nicht bestand und sie in großer Gefahr schwebten, wenn sie ihre Beziehung dort hätten weiterführen wollen. Dass die Freundin dann sogar umgebracht worden ist, hat Frau H. noch einmal in brutaler Weise gezeigt, dass sie dem gleichen Schicksal nur durch die Flucht entgehen konnte.

Die *Traumatisierungen,* die Frau H. auf der Flucht in den Durchgangsländern Iran und Türkei erlitten hat, stellen weitere Probleme dar, die spezifisch für queere Flüchtlinge sind. Auch in unseren mitteleuropäischen Ländern erfahren queere Jugendliche und Erwachsene Ausgrenzungen und Diskriminierungen (Rauchfleisch, 2011; 2024a). Sie sind diesen jedoch im Allgemeinen nicht so hilflos ausgeliefert wie queere Personen in ihren Heimatländern und auf der Flucht.

Wie ersichtlich, braucht es spezifische Kenntnisse bezüglich sexueller Orientierungen und Geschlechtsidentitäten sowie über die Situation queerer Menschen in den verschiedenen Ländern ebenso wie Erfahrungen im Umgang mit den Migrationsbehörden unserer Länder, um queere Flüchtlinge adäquat zu begleiten. Auf diese Probleme sind nach meiner Erfahrung die Mitarbeiter:innen von Queeramnesty sehr gut vorbereitet. Aus diesem Grund war es bei der Psychotherapie von Frau H. für mich eminent wichtig, eng mit einer solchen Mitarbeiterin zusammenzuarbeiten.

Eine andere Schwierigkeit, mit der Psychotherapeut:innen bei Behandlungen von Patient:innen wie Frau H. konfrontiert sind, ist die Notwendigkeit, umfassend über *sexuelle Orientierungen und Geschlechtsidentitäten orientiert* zu sein und queeren Menschen offen und unvoreingenommen zu begegnen, das heißt, eine *queersensible Haltung* zu besitzen.

In den Curricula vieler psychotherapeutischer Ausbildungen finden sich diese Themen jedoch nicht. Allenfalls werden sie in einzelnen Vorträgen angesprochen. Aber nur wenige Institute informieren die Ausbildungsteilnehmer:innen umfassend über diese Themen. Die Folge ist, dass viele Kolleg:innen bei der Begegnung mit queeren Personen und insbesondere mit queeren Flüchtlingen ihnen auch wegen dieses Mangels an Wissen über die sexuellen Orientierungen und Geschlechtsidentitäten mehr oder weniger unvorbereitet gegenüberstehen.

Selbstverständlich bedürfen queere Flüchtlinge, die, wie am Beispiel von Frau H. geschildert, zumeist schon in ihrem Heimatland und dann auf der Flucht traumatisiert worden sind, einer spezifischen *Traumatherapie,* die auch nicht regelhaft zu den Curricula der psychotherapeutischen Ausbildungen gehören, sondern allenfalls in Zusatzausbildungen vermittelt werden.

Hinzu kommt, dass es bei queeren Flüchtlingen um eine spezifische Situation geht, welche auch Kenntnisse über das Leben von queeren Menschen in den Herkunftsländern erfordern. Zudem setzen sich die in der Vergangenheit erlittenen Traumatisierungen nicht selten in unseren Ländern fort, weil die Flüchtlinge hier unter Umständen im Rahmen ihres Asylverfahrens, im Umgang mit den Migrationsbehörden und durch Diskriminierungen von queerfeindlichen Personen unserer Gesellschaft *Opfer weiterer Traumatisierungen* werden.

Auf alle diese Besonderheiten werden Psychotherapeut:innen im Rahmen der Ausbildung in den verschiedenen Therapieschulen im Allgemeinen nicht vorbereitet. Auch für mich waren die ersten Behandlungen dieser Art eine große Herausforderung, konfrontierten sie mich doch mit Inhalten (sexuelle Orientierungen und Geschlechtsidentitäten, Besonderheiten des Aufwachsens und Lebens als queere Person, Traumatherapien mit Menschen aus anderen Kulturen etc.), von denen ich in der Therapieausbildung praktisch nichts gehört hatte, und mit Settings (vor allem interdisziplinäre Zusammenarbeit mit Vertreter:innen anderer Fächer), die nie Thema in der Psychotherapieausbildung gewesen waren.

Ich hatte das Glück, dass ich durch meine Arbeit in psychiatrischen Institutionen an die interdisziplinäre Zusammenarbeit gewöhnt war. Hinzu kamen transkulturelle Erfahrungen, die ich während des Studiums in einem Studentenheim mit Kommiliton:innen aus anderen Kulturen, durch ein Auslandssemester in Lubumbashi (Demokratische Republik Kongo), einen anschließenden Aufenthalt bei einer nigerianischen Familie in Nigeria und durch mehrfache Aufenthalte zum Erlernen der Arabischen Sprache in einer Sprachschule in Kairo gesammelt hatte. Auf die Thematik queerer Entwicklungen und Lebensweisen war ich zudem durch meine über 50-jährige Forschung und die therapeutischen Erfahrungen mit queeren Patient:innen vorbereitet.

2.19 Eine fast lebenslange therapeutische Begleitung

Ich habe Herrn P., wie ich ihn hier nennen möchte, über insgesamt 38 Jahre therapeutisch begleitet. Eine solche Dauer steht im Widerspruch zu dem, was wir in der psychotherapeutischen Ausbildung lernen – nämlich Behandlungen in einer begrenzten Zeit und effizient durchzuführen – und was uns von den Krankenkassen vorgeschrieben wird, die ebenfalls von uns Therapien erwarten, die in möglichst kurzer Zeit mit Erfolg abgeschlossen werden.

Herr P. wurde 1985 der Psychiatrischen Universitätspoliklinik, in der ich damals gearbeitet habe, vom Strafgericht zur psychiatrischen Begutachtung zugewiesen. Er war früher wiederholt wegen diverser kleinerer Delikte (Diebstählen, Schlägereien mit Körperverletzung und Führen eines Fahrzeugs ohne Fahrausweis) verurteilt worden. Etliche Straftaten waren unter Alkoholeinfluss erfolgt. Herr P. war auch dem Hausarzt durch einen übermäßigen Alkoholkonsum aufgefallen. Anlass der letzten Verurteilung war eine Anzeige seiner ehemaligen Freundin, die Herr P. bis fast zur Bewusstlosigkeit gewürgt hatte, ein Delikt, das vom Gericht als gefährliche Körperverletzung beurteilt worden war.

Mein erstes Zusammentreffen mit Herrn P. im Rahmen der forensischen Begutachtung gestaltete sich ausgesprochen schwierig. Er wurde aus der Untersuchungshaft, in der er sich noch befand, von einem Polizisten in Handschellen zu mir in die Poliklinik gebracht. Die Psychiatrische Poliklinik war im Universitätsspital zusammen mit vielen anderen Kliniken untergebracht, was zur Folge hatte, dass Herr P. von dem ihn begleitenden Polizisten durch eine große Eingangshalle und von dort weiter durch diverse Gänge bis in unsere Poliklinik geführt wurde. Der Polizist klopfte bei meinem Sprechzimmer und schob Herrn P. hinein.

Der Gang durch das Spital war Herrn P. offensichtlich – und ich konnte dies sehr gut nachvollziehen – äußerst peinlich gewesen. Hinzu kam, dass der Polizist ihn buchstäblich in mein Zimmer »schob« und nach einem Stuhl schaute, um sich zu setzen. Ich bat ihn, Herrn P. die Handschellen abzunehmen, was der Polizist zunächst strikt ablehnte. Erst auf meinen Hinweis, dass den Gefangenen in unseren Sprechzimmern die Handschellen abgenommen werden müssten, wenn nicht extreme Gefahr bestehe, nahm er Herrn P. sichtlich widerwillig die Handschellen ab und wollte sich neben ihn setzen. Ich musste den Polizisten noch einmal auf das Reglement hinweisen, nach dem die Gefangenen bis in unsere Sprechzimmer gebracht werden, der begleitende Polizist dann aber vor der Türe unserer Zimmer Platz nehmen müsse. Spürbar verärgert folgte er meinem Hinweis und verließ das Zimmer.

Mir war klar, dass ein ruhiges Gespräch mit Herrn P. nach diesem Beginn schwierig sein würde. Tatsächlich nahm er, mich wütend anschauend, mir gegenüber Platz und starrte dumpf brütend vor sich hin. Von anderen Patient:innen, die aus der Untersuchungshaft in unsere Poliklinik gebracht worden waren, wusste ich, wie peinlich ihnen im Allgemeinen der Gang durch das Spital war. Hinzu kam, dass es den Polizisten, die einen Gefangenen begleiten, in der Regel überlassen war, ob sie den Gefangenen Handschellen anlegten oder nicht. Ich äußerte deshalb mein Verständnis dafür, dass es Herrn P. wohl sehr peinlich gewesen sei, in Handschellen durch das Spital geführt worden zu sein, und dass er deshalb jetzt sehr verärgert sei.

Herr P. schaute mich misstrauisch an und nickte. Ich erklärte ihm, dass ich vom Gericht beauftragt worden sei, ein psychiatrisches Gutachten zu erstellen. Wir müssten uns aus diesem Grund einige Male treffen und miteinander über sein bisheriges Leben sprechen. Ich könne durchaus, wie ich es bei anderen Begutachtungen auch ab und zu machte, zum nächsten Gespräch mit ihm in das Untersuchungsgefängnis kommen. Dann würde ihm der Gang durch das Universitätsspital erspart. Herr P. reagierte auf diesen Hinweis von mir mit den Worten: »Das wäre lieb von Ihnen!« Durch dieses kurze Gespräch hatte sich Herr P. so weit beruhigt, dass ich mit der Exploration im Rahmen der Begutachtung beginnen konnte.

Zu unserem nächsten Gespräch ging ich, wie mit Herrn P. vereinbart, ins Untersuchungsgefängnis. Dort besprach ich mit dem Beamten, der für die Transporte der Untersuchungsgefangenen zuständig war, dass Herr P. nicht mehr in Handschellen in die Psychiatrische Universitätspoliklinik gebracht würde. Dies leuchtete dem Beamten in Anbetracht dessen, dass Herr P. in keiner Weise gefährlich war, völlig ein. Er erklärte mir, dass der erste Transport von einem jungen Kollegen, der erst neu im Untersuchungsgefängnis sei und es offenbar besonders korrekt habe machen wollen, durchgeführt worden sei. Die nächsten Gespräche mit Herrn P. fanden dann wieder in der Poliklinik statt, in die er lediglich in Begleitung eines Polizisten in Zivil und ohne Handschellen gebracht wurde.

Nach Abgabe unseres Gutachtens ordnete das Gericht eine ambulante Behandlung an. Herr P. war zwar der Ansicht, er brauche keine Behandlung, er werde auf keinen Fall wieder straffällig werden, fügte sich dann aber der richterlichen Anordnung. Als es um die Frage ging, bei wem er eine Therapie mache, meinte er lakonisch: »Wenn Sie mich nehmen würden, wäre ich froh. Ich kenne Sie ja schon.«

In der Folge hatten wir anfangs zwei Sitzungen und ab circa einem halben Jahr eine Sitzung pro Woche. Die Behandlung von Herrn P. verlief in verschiedenen Phasen: Eine erste Behandlungssequenz umfasste die Zeit von 1985 bis zum Sommer 1992. Im Sommer 1993 meldete der Patient sich wieder und bat um weitere Therapiesitzungen, da er erhebliche Probleme im Beruf hatte. Die zweite Behandlungsphase dauerte bis zum Sommer 1994. In der folgenden Zeit meldete sich Herr P. ab und zu per Telefon und berichtete kurz, wie es ihm ging. Die Probleme im Beruf hatte er erfolgreich lösen können.

Im Frühjahr 1996 bat Herr P. mich um ein Gespräch. In der Konsultation berichtete er mir, dass seine Mutter, die schon früher körperlich sehr eingeschränkt gewesen war, nun bettlägerig sei. Sie brauche dringend ein Spitalbett, um sich wenigstens einigermaßen wohlzufühlen. Sie wisse jedoch nicht, wo und wie sie das beantragen könne, und weigere sich, dieser Frage weiter nachzugehen. Herr P. bat mich, die Mutter zu besuchen und ihr bei der Beschaffung eines Spitalbetts behilflich zu sein.

Ich hatte seine Mutter in der ersten Therapiesequenz anlässlich von zwei Gesprächen – mit Herrn P. zusammen – kennengelernt. Diese Gespräche waren notwendig geworden, weil sie die Entwicklung des Sohnes zu mehr Selbstständigkeit offensichtlich als Bedrohung ihrer Beziehung zu ihm empfand. Mein Eindruck war, dass sie die Behandlung zu torpedieren begann und den Sohn in einen Loyalitätskonflikt zwischen ihr und mir brachte. Die Gespräche waren damals gut verlaufen, und es war gelungen, sie »mit ins Boot« zu holen.

Anlässlich des Gesprächs mit Herrn P. im Frühjahr 1996 meinte er: »Sie haben doch einen Stein im Brett bei meiner Mutter. Wenn Sie ihr einen Rat geben wegen des Spitalbetts, wird sie den annehmen.« Ich fragte mich, ob ich auf seinen Wunsch eingehen sollte, war er doch nicht mehr mein Patient und war seine Mutter doch nie meine Patientin gewesen. Da Herr P. sich jedoch große Sorgen wegen seiner Mutter machte, ging ich auf seinen Wunsch ein und besuchte Frau P. Ich besprach mit ihr, wie sie ein Spitalbett bekommen könnte, und stellte den Kontakt zwischen ihr und der zuständigen Institution her.

Im Herbst 1996 rief Herr P. mich an und bat erneut um einen Termin: Seine Mutter sei gestorben. Er berichtete von ihren letzten Lebensmonaten, in denen er sie gepflegt habe. Sie sei wegen einer akuten Verschlechterung ihres Gesundheitszustandes vor einigen Tagen ins Universitätsspital eingewiesen worden und sei jetzt dort gestorben. Sichtlich verlegen meinte er gegen Ende der Sitzung, er habe noch eine Frage an mich. Es sei ihm aber peinlich, diese Frage zu stellen, da sie sehr persönlicher Art sei. Als ich ihn aufforderte, die Frage zu stellen, meinte er: Die Mutter sei im Universitätsspital gestorben, in dem auch die Psychiatrische Universitätspoliklinik untergebracht war, und sei hier noch aufgebahrt. Ob ich bereit sei, mit ihm zusammen in die Leichenhalle zu gehen, wo er von der Mutter Abschied nehmen wolle.

Ehe ich auf seine Frage antwortete, überlegte ich, was diese Bitte bedeutete. Ich vermutete, dass Herr P. sich nicht allein mit der Leiche der Mutter konfrontieren wollte, da ihr Tod seine – ehemals starken, jetzt wesentlich schwächeren, aber offensichtlich immer noch bestehenden – ambivalenten Gefühle (Wut, weil sie ihn als Kind nicht geschützt hatte, und Schuldgefühle wegen dieser Aggression) aktiviert hatten. Offenbar hoffte er, durch meine Gegenwart besser mit diesen Gefühlen umgehen zu können. Zugleich empfand ich es nach meinen bisherigen Begegnungen mit seiner Mutter aber auch als für mich stimmig, mich mit Herrn P. gemeinsam von ihr zu verabschieden. Ich stimmte deshalb seinem Wunsch zu.

Im Frühjahr des Jahres 2000 meldete sich Herr P. erneut bei mir und bat um »ein paar Therapiesitzungen«. Er berichtete, dass er eine Freundin gefunden habe. Er sei eigentlich glücklich mit ihr, sie habe aber ein großes Alkoholproblem. Er müsse unbedingt mit mir darüber sprechen, wie er damit umgehen könne. Wie erwähnt, hatte Herr P. selbst unter einer Alkoholabhängigkeit gelitten. In der ersten Therapiesequenz war es ihm jedoch gelungen, vollkommen auf Alkohol zu verzichten. Er hatte gehofft, dass seine Freundin auch vom Alkohol wegkäme, erlebte jedoch im Gegenteil, dass sie immer tiefer in die Abhängigkeit geriet. Da Herr P. aus eigener jahrelanger Erfahrung um die verheerenden Folgen der Alkoholabhängigkeit wusste, versuchte er sein Möglichstes, die Freundin vom Alkoholkonsum abzuhalten. So begleitete er sie jeweils abends, wenn sie in Kneipen ging und dort trank. Er versuchte sie dann davon abzuhalten, immer weiter, mitunter bis fast zur Bewusstlosigkeit, zu trinken. Er selbst rührte nach wie vor keinen Alkohol an.

Herr P. versuchte, die Freundin zu ermuntern, eine Therapie aufzunehmen, die sie jedoch ablehnte. Immer wieder äußerte er seinen Ärger darüber, dass »niemand ihr hilft«. Es müsse doch möglich sein, sie auch gegen ihren Willen einer Behandlung zuzuführen. Die Freundin war zwar im Gespräch mit einer Alkoholberatungsstelle. Doch sah der Mitarbeiter, der sie dort begleitete, offenbar keine Möglichkeit, sie gegen ihren Willen in eine Klinik einzuweisen. In den Gesprächen mit mir kam Herr P. zur Einsicht, dass er keine Möglichkeit hatte, sie dauerhaft vom Alkoholkonsum abzuhalten.

Ein knappes Jahr später, im Jahr 2001, bat Herr P. um ein Gespräch und berichtete mir, die Freundin sei an Leberzirrhose gestorben. In wenigen Sitzungen besprachen wir die schwierige Zeit, welche die beiden vor ihrem Tod miteinander durchgemacht hatten, und seine Trauer über ihren Tod.

In den folgenden Jahren meldete Herr P. sich lediglich jeweils kurz vor Weihnachten und kündete an, dass er mir Süßigkeiten bringen werde, die ich an meine Praxiskolleg:innen und unsere Patient:innen verteilen solle. Auf einer Karte teilte er mir jeweils mit, ihm gehe es gut. Dabei erwähnte er auch, dass er wieder eine Freundin gefunden habe, mit der er sich sehr gut verstanden habe. Sie habe aber einen anderen Freund gefunden und sich von ihm selbst getrennt. Offenbar hatte Herr P. diese Trennung gut überstanden, denn er hatte sich nicht bei mir für neue Konsultationen gemeldet.

Im Sommer 2022 rief Herr P. mich an und bat um erneute Therapiesitzungen. Er war stark abgemagert und berichtete mir, dass er unter einem vor einem halben

Jahr entdeckten Mundhöhlen- und Rachenkarzinom leide. Das Karzinom bereite starke Schmerzen, und er habe enorme Mühe, Nahrung zu sich zu nehmen. Er fühle sich sehr schlecht und überlege, ob er einen assistierten Suizid mit der Sterbeorganisation »Exit« in Anspruch nehmen solle. In früheren Therapiephasen hatte Herr P. mir bereits berichtet, dass er Mitglied dieser Organisation sei.

In den Sitzungen, die wir in 14-tägigen Abständen bis zum Ende des Jahres 2022 durchführten, war das Thema »Sterben« vorherrschend. Es ging Herrn P. aber auch darum, noch einmal auf sein Leben zurückzuschauen und mit mir über die Zeit zu sprechen, die wir gemeinsam erlebt hatten. Im Dezember 2022 verschlechterte sich sein Gesundheitszustand massiv. Herr P. war extrem geschwächt und ihm machte vor allem auch das Sprechen enorme Mühe. Wir mussten deshalb die Sitzungen beenden.

Im Februar 2023 bat Herr P. noch einmal um ein Gespräch, in dem er mir mitteilte, dass er sich in Anbetracht des ihm nicht länger erträglichen Leidens nach Absprache mit dem Onkologen, der ihn betreute, zu einem assistierten Suizid mit »Exit« entschlossen habe. Da die Organisation eine fachliche Stellungnahme wünschte, die Herrn P. eine uneingeschränkte Einsichts- und Urteilsfähigkeit attestierte, bat er mich, eine solche Bestätigung abzugeben. Ich stellte diese Bestätigung aus, und zwei Wochen später hat Herr P. sein Leben beendet.

Nach diesem Überblick über die verschiedenen Therapiephasen möchte ich nun auf die wichtigsten Inhalte der Behandlung von Herr P. eingehen. In den sich über 38 Jahre erstreckenden therapeutischen Gesprächen haben uns die verschiedensten Themen beschäftigt: Kindheit und Jugend von Herrn P., seine Delikte, seine aktuelle soziale Situation (Probleme im beruflichen Bereich und Wohnprobleme, letztere vor allem aufgrund von immer wieder erfolgenden Auseinandersetzungen mit Vermietern und anderen Hausbewohner:innen), seine emotionalen Probleme, insbesondere seine hohe Kränkbarkeit und seine Wutausbrüche bei der geringsten, auch nur vermeintlichen, Kritik.

Hier die wichtigsten Aspekte seiner Lebensgeschichte: Herr P. war das uneheliche Kind einer aus Deutschland stammenden Frau, die zur Zeit seiner Geburt (1955) in der Schweiz gelebt hat. Weil sie keine dauerhafte Aufenthaltsbewilligung in der Schweiz hatte, musste sie die Schweiz mehrfach verlassen. Da sie sich nicht fähig fühlte, in Deutschland allein für ihr Kind zu sorgen, musste sie es immer wieder während etlicher Monate, mitunter sogar fast ein ganzes Jahr in der Schweiz in einem Heim zurücklassen und konnte es dann jeweils nur einmal im Monat besuchen. Als Herr P. 6 Jahre alt war, heiratete seine Mutter einen Schweizer und hatte dadurch die Möglichkeit, dauerhaft in der Schweiz zu leben. Nach achtjähriger Ehe ließ sie sich jedoch wieder von diesem Mann scheiden und heiratete zwei Jahre später einen ebenfalls aus der Schweiz stammenden Mann.

Herr P. erinnerte sich im Zusammenhang mit dem Heimaufenthalt daran, dass er dort als Kind sehr streng behandelt und oft gestraft worden sei. Eine der üblichen

Strafen sei gewesen, abends ohne Essen ins Bett gehen zu müssen. Auch körperliche Züchtigungen seien an der Tagesordnung gewesen, und unter den Kindern habe viel Streit geherrscht. Zudem hätten sie schon als kleinere Kinder auf den Feldern arbeiten müssen. Besonders gelitten habe er darunter, dass er die Mutter nur so selten getroffen habe. Einerseits fühlte er sich dadurch im Stich gelassen und äußerte – allerdings erst in späteren Therapiephasen – Wut auf sie. Andererseits betonte er immer wieder, dass er Verständnis für die Mutter habe: »Sie war ja selbst in Not und musste mich im Heim zurücklassen und konnte mich nicht so oft besuchen.« Diese Ambivalenz prägte lebenslang seine Beziehung zur Mutter.

Den ersten Stiefvater beschrieb Herr P. als einen Mann, der wenig Interesse an ihm gehabt habe und sehr streng gewesen sei. Oft habe er von ihm Schläge bekommen, wobei ihm als Kind oft gar nicht klar gewesen sei, was er denn falsch gemacht habe. Der Stiefvater habe viel Alkohol getrunken und oft heftigen Streit mit der Mutter gehabt, wobei er sie mitunter auch geschlagen habe. Herr P. erinnerte sich daran, abends im Bett gelegen zu haben, die Eltern im Nebenzimmer streiten und die Mutter weinen gehört zu haben. Er habe dann die Decke über den Kopf gezogen, weil er dies nicht länger ertragen konnte, und habe voller Verzweiflung geweint.

Erst in einer späten Therapiephase, im Jahr 2001, anlässlich des Todes seiner Freundin, erinnerte sich Herr P., als wir noch einmal über den ersten Stiefvater sprachen, plötzlich an eine Begebenheit, die er früher nie erwähnt hatte: Er sei etwa 7 Jahre alt gewesen, als er an einem Sonntagmorgen mit der Mutter im Bett gekuschelt habe. Er habe sich dann zwischen ihre Beine gelegt und habe an ihrer Vagina geleckt. Die Mutter sei schockiert gewesen und habe ihn gefragt, wie er auf diese Idee komme. Er habe ihr erzählt, dass er das mit dem Stiefvater auch immer mache. Dann sei der Stiefvater nett mit ihm. Die Mutter habe, soweit ihm bekannt sei, zwar nichts direkt gegen den Stiefvater unternommen. Sie habe in Zukunft aber darauf geachtet, dass ihr Sohn möglichst nicht mehr mit dem Stiefvater allein gewesen sei.

Weiter berichtete Herr P. mir in dieser Sitzung, dass der Stiefvater ihm einige Wochen später den Vorschlag gemacht habe, sie könnten gemeinsam eine Wanderung in den Bergen machen. Da der Stiefvater sonst nie etwas mit Herrn P. unternommen habe, sei er ganz begeistert über diesen Vorschlag gewesen und habe mit Freuden eingewilligt. Auf dem Spaziergang seien sie an einen Felsen gekommen, hinter dem ein Abgrund gelegen habe. Der Stiefvater habe ihn aufgefordert, doch näher an den Abgrund zu gehen, von dort habe er eine schöne Aussicht. Mit einer bei diesem Bericht stark spürbaren emotionalen Berührung berichtete Herr P., dass er plötzlich voller Angst gemerkt habe, dass der Stiefvater wolle, dass er in den Abgrund stürze. Er sei deshalb nicht weiter in Richtung Abgrund gegangen. Der Stiefvater habe sich ihm aber genähert und er sei sicher gewesen, dass er ihn in den Abgrund habe stoßen wollen. In diesem Moment seien andere Spaziergänger in die Nähe gekommen. Der Stiefvater sei zurückgewichen und habe den Sohn aufgefordert, sofort von der gefährlichen Stelle wegzugehen. Sie hätten daraufhin den Rückweg angetreten, der schweigend verlaufen sei.

Unabhängig davon, ob diese Begebenheit der Realität entspricht oder eine Fantasie des Patienten war – wobei ich den Eindruck hatte, es gehe um die Erinnerung einer realen Begebenheit –, zeigt sich darin auf jeden Fall die von Aggression und Angst geprägte Situation seiner Kindheit. Deutlich wird hier auch, wie wenig sich Herr P. von der Mutter geschützt gefühlt hat. Ähnlich hatte er sich ja auch bei den Aufenthalten im Heim gefühlt, weil die Mutter ihn dort zum Teil längere Zeit allein zurücklassen musste.

Schließlich war für mich beeindruckend zu erleben, dass Herr P. eine derart wichtige, hoch emotionale Situation wie die sexuellen Übergriffe des Stiefvaters und die – vermutliche – Mordabsicht des Stiefvaters erst nach jahrelanger Behandlung, wie zufällig, erwähnte. Obwohl mir dies theoretisch klar war, hat mir die beschriebene Therapiesequenz noch einmal eindrücklich gezeigt, dass manche wichtigen, besonders belastenden Lebensereignisse unserer Patient:innen in kürzeren Therapien vermutlich nie zum Thema werden.

Nach der Scheidung vom ersten Ehemann heiratete die Mutter, als Herr P. 16-jährig war, einen ebenfalls aus der Schweiz stammenden Mann. Das Verhältnis zu diesem Mann sei nie gut gewesen, berichtete der Patient. Er sei ebenfalls brutal ihm und der Mutter gegenüber gewesen. Nun habe er dies aber nicht mehr wie beim ersten Stiefvater tatenlos geschehen lassen, sondern habe sich schützend vor die Mutter gestellt, wenn sie vom Ehemann angegriffen worden sei, und habe sich gewehrt, wenn der Stiefvater versucht habe, ihn zu schlagen. Wegen der Auseinandersetzungen mit dem zweiten Stiefvater sei er vom Jugendamt zweimal in ein Heim eingewiesen worden. Auch dort habe er sich nicht wie in dem Heim, in dem er als Kind gewesen sei, widerspruchlos gefügt, sondern habe sich vehement gewehrt, sei oft weggelaufen und schließlich wieder ins Elternhaus zurückgekommen.

Auch die Beziehung, die Herr P. in den verschiedenen Therapiephasen zu mir entwickelt hat, wies unterschiedliche Facetten auf. War es anfangs eine vor allem von Misstrauen geprägte Beziehung, so gab es auch im Umgang mit mir immer wieder Phasen, in denen wir – mitunter heftige – Auseinandersetzungen hatten. Grund dafür waren vor allem Situationen, in denen Herr P. den Eindruck hatte, ich würde ihn kritisieren, ihn nicht genügend unterstützen oder den Personen, mit denen er Konflikte hatte, recht geben. Immer ging es in solchen Situationen um seine erhöhte Kränkbarkeit aufgrund seines geringen Selbstwertgefühls.

Als sich das Selbstwertgefühl im Verlauf der Therapie stabilisierte, war Herr P. eher fähig, auch kritische Kommentare von mir zu akzeptieren. Positiv wirkte sich dabei auch aus, dass wir im Verlauf der Jahre viele Situationen gemeinsam gemeistert hatten, sodass sich langsam Vertrauen bei ihm entwickelt hatte. Er selbst formulierte das einmal gegen Ende seines Lebens mit den Worten, er habe durch die Situation in seiner Kindheit (sich von der Mutter verlassen und nicht geschützt zu fühlen und vor allem vom ersten Stiefvater misshandelt worden zu sein) kein Vertrauen in andere Menschen aufbauen können. »Durch Sie habe ich aber gelernt, dass ich mich doch auf jemanden verlassen kann, weil Sie immer, wenn ich in Not war, für mich da gewesen sind.«

Sehr beeindruckt hat mich, dass es Herrn P. gelungen ist, seine Alkoholabhängigkeit mit zeitweise massiven »Abstürzen« ohne eine spezielle Suchttherapie bewältigt zu haben. Nachdem er aufgehört hatte, zu trinken, ist er, trotz etlicher Krisen und trotz der Alkoholabhängigkeit seiner Freundin, bis zum Ende seines Lebens abstinent geblieben.

Insgesamt kann ich beim Rückblick auf die vielen Jahre, in denen ich mit Herrn P. in Kontakt stand, sagen, dass sich seine schwere Persönlichkeitsstörung deutlich verbessert hat. Es kam zwar immer wieder zu Auseinandersetzungen mit Bezugspersonen. Diese Konflikte hielten sich aber einigermaßen im Rahmen, und es kam nicht zu Schlägereien, wie es in seinem jüngeren Erwachsenenalter die Regel gewesen war. Seine emotionale Stabilität war größer geworden, seine Kränkungstoleranz hatte sich verbessert, seine Impulsivität war deutlich geringer geworden, und Herr P. war fähig, in zwei längeren Partnerschaften konstante Beziehungen zu pflegen. Dennoch würde ich nicht von einer »Heilung« seiner Persönlichkeitsstörung sprechen, was allerdings in Anbetracht der Schwere dieser Störung auch kaum zu erwarten gewesen war. Immerhin hat er ein deliktfreies, für ihn selbst und seine Bezugspersonen einigermaßen zufriedenstellendes Leben führen können.

Eine Frage, die mich aus therapeutischer Sicht während dieser Behandlung beschäftigt hat und die ich mir auch heute noch beim Rückblick auf diese Behandlung stelle, ist die, ob es in dieser Therapie gelungen ist, die Autonomie von Herrn P. genügend zu entwickeln. War es nötig, ihn über so viele Jahre, wenn auch mit großen Behandlungspausen, therapeutisch zu begleiten? War dadurch bei ihm eine gewisse Abhängigkeit von mir entstanden? Und war es »richtig«, dass ich so weit, wie es vor allem durch meinen Besuch bei der kranken Mutter und das gemeinsame Abschiednehmen von ihr nach ihrem Tod sowie durch meine für den assistierten Suizid ausgestellte Bestätigung geschehen ist, in sein privates Leben eingetreten bin?

Ich habe diese in verschiedener Hinsicht ungewöhnliche Therapie an den Schluss meiner Beispiele von Behandlungen gestellt, weil hier gleichsam in potenzierter Form noch einmal etliche der Fragen auftauchen, die mich bei den Therapiesequenzen anderer Patient:innen beschäftigt haben.

Die ungewöhnlich lange *Dauer* der Therapie von 38 Jahren, auch wenn es verschiedene Therapiesequenzen mit zum Teil längeren Unterbrüchen waren, steht in eindeutigen Gegensatz zu den Erwartungen, welche die verschiedenen Therapieausbildungen und die Krankenkassen formulieren, wenn es dort heißt, es gehe darum, mit einer überschaubaren Zahl von Sitzungen nachhaltige Erfolge zu erzielen (siehe Kapitel 1.2).

Im Bereich der somatischen Medizin finden wir indes, beispielsweise bei chronischen körperlichen Erkrankungen, durchaus vergleichbare lang dauernde Behandlungen. Es fragt sich deshalb, warum wir bei Menschen wie Herrn P. mit schweren psychischen Störungen nicht ähnlich vorgehen sollten. Vermutlich könnte man den Vorteil einer sich über viele Jahre erstreckenden psychotherapeutischen Begleitung sogar zahlenmäßig nachweisen, da durch diese Behandlung Kosten für Gerichtsverfahren, Aufenthalte in Strafanstalten, Arbeitsausfälle bis hin zur Arbeitslosigkeit, die Folgen von Alkoholabhängigkeit usw. gespart worden sind, ganz abgesehen von der besseren Lebensqualität, die Herr P. durch die Therapie erreicht hat.

Ich habe am Ende meines Berichts über Herrn P. bereits auf eine andere Frage hingewiesen, die ich mir während seiner Behandlung und auch später immer wieder gestellt habe. Wie im Kapitel 1.2 über die Grundprinzipien von Psychotherapien ausgeführt, ist ein zentrales Anliegen unserer Behandlungen, die *Autonomie* der Patient:innen zu stärken, damit sie ein selbständiges Leben führen können.

Die mich in diesem Zusammenhang beschäftigende Frage ist, ob bei Herrn P. das Ziel der Autonomieverbesserung erreicht worden ist. Die Gefahr langer, intensiver Behandlungen könnte sein, dass die Autonomie nicht gestärkt wird, sondern die Patient:innen abhängig von uns werden und dadurch ihre Autonomie eher noch geschwächt wird. Obwohl Herr P. sich mehrfach in Krisensituationen (Alkoholabhängigkeit der Freundin, Krankheit und Tod der Mutter, eigene Karzinomerkankung und assistierter Suizid) an mich gewendet und um Therapiesitzungen gebeten hat, ist mein Eindruck, dass sich darin nicht eine über die Jahre sich entwickelnde Abhängigkeit zeigt. Ich denke vielmehr, dass er diese Sitzungen in konstruktiver Weise genutzt hat, um seine Situation in den betreffenden Krisen zu reflektieren und dadurch seine Handlungskompetenz zu verbessern.

Mehr noch als bei den anderen in diesem Buch beschriebenen Therapien bin ich bei Herrn P. *stark in sein privates Leben einbezogen* worden bzw. war bereit, mich einbeziehen zu lassen. Waren das Kennenlernen der Mutter und die gemeinsamen Gespräche mit ihr und Herrn P. durchaus indiziert, um die Mutter nicht zur Feindin der Therapie werden zu lassen und Herrn P. nicht einem Loyalitätskonflikt auszusetzen, so war meine Bereitschaft, in einer Zeit, in der keine Therapie stattfand, seine Mutter zu besuchen und ihr bei der Anschaffung eines Spitalbetts behilflich zu sein, eine deutlich über meinen therapeutischen Auftrag gegenüber Herrn P. hinausgehende Handlung. Nochmals tiefer habe ich mich in das persönliche soziale Leben von Herrn P. einbeziehen lassen, als ich mit ihm zusammen die verstorbene Mutter in der Leichenhalle des Spitals aufgesucht habe und als ich seine Einsichts- und Urteilsfähigkeit für den assistierten Suizid bestätigt habe.

Bei allen diesen Schritten hatte ich von meiner Gegenübertragung her den Eindruck, ein solches Handeln »stimme« für mich und ich würde mich weder von Herrn P. instrumentalisieren lassen noch würde ich ihm gegenüber eine Grenze überschreiten. Auch beim jetzigen Formulieren dieses Berichts stehe ich unter dem Eindruck, es seien zwar Grenzsituationen einer ungewöhnlich großen Nähe gewesen, die aber therapeutisch durchaus adäquat gewesen sei. Gerade die Auseinandersetzung mit dem Tod der Mutter und mit dem eigenen Sterben waren für Herrn P. Situationen von einer *existenziellen Tiefe*. Eben deshalb erschien mir mein Eintreten auf seine Bitte, ihn in diesen Situationen nicht allein zu lassen, nicht nur therapeutisch sinnvoll, sondern auch als Ausdruck einer mitmenschlichen Verbundenheit adäquat.

Trotz der großen Nähe, die während der vielen Jahre unserer therapeutischen Kontakte bis hin zur endgültigen Verabschiedung vor seinem Tod entstanden war, habe ich mich nie wie ein Familienmitglied oder als Freund von Herr P. gefühlt, sondern habe mich immer als sein Therapeut verstanden, der Sorge für ihn trägt, ohne ihn zu bevormunden oder für ihn zu entscheiden. Dass dies offenbar gelungen ist, hat mir seine Äußerung gezeigt: »Durch Sie habe ich gelernt, dass ich mich doch auf jemanden verlassen kann, weil Sie immer, wenn ich in Not war, für mich da gewesen sind.«

Es ist mir klar, dass wir in der Psychotherapieausbildung nicht auf solche Grenzsituationen, wie ich sie mit Herrn P. erlebt habe, vorbereitet werden können. Mein Eindruck ist jedoch, dass existenzielle Fragen in der Therapieausbildung vielfach ausgeklammert werden. Mitunter scheint geradezu eine Scheu zu bestehen, mit Patient:innen auch spirituelle Themen zu besprechen, wobei es mir eminent wichtig erscheint, dass wir als Psychotherapeut:innen die Grenzen zwischen Psychotherapie und Seelsorge beachten (Rauchfleisch, 2004). Dies schließt indes nicht aus, dass wir auch für *spirituelle und existenzielle Fragen* offen sind und ihnen Raum in der Psychotherapie geben. Wie wichtig der Einbezug der spirituellen Dimension ist, zeigt auch die Forschungsrichtung der »Spiritual Care« (Büssing, Giebel u. Roser, 2024; Magin, 2022), die darauf hinweist, dass zum Menschsein außer der physischen, psychischen und sozialen Dimensionen auch die spirituelle Dimension gehört und in Behandlungen und Begleitungen beachtet werden muss (ähnlich auch der Ansatz der »Philosophical Care«, Ibrahim, 2025).

Kapitel 3: Gibt es Gemeinsamkeiten der therapeutischen Grenzsituationen?

In diesem Teil meiner Darstellung über therapeutisches Handeln an Grenzen gehe ich der Frage nach, ob und gegebenenfalls inwiefern es Gemeinsamkeiten bei den verschiedenen geschilderten Situationen gibt. Ich habe zwar sehr unterschiedliche Therapiesequenzen dargestellt, die sich durch ganz individuelle Aspekte auszeichnen. Dennoch weisen sie einige Gemeinsamkeiten auf:

3.1 Die Situationen treten unerwartet auf und erfordern ein spontanes Handeln der Therapeut:innen

Die meisten der im Kapitel 2 dieses Buches dargestellten Situationen kamen für mich völlig überraschend und ließen mir zumeist keine oder nur sehr wenig Zeit, um zu reflektieren, wie ich in therapeutisch sinnvoller Weise darauf reagieren sollte. Viele dieser Situationen entstanden aufgrund der Impulsivität der Patient:innen und zwangen mich, schnell zu reagieren, auch wenn meinem Handeln nicht Impulsivität, sondern immer noch eine gewisse Reflexion zugrunde lag. Ich habe in diesem Zusammenhang von einer »reflektierten Spontaneität« gesprochen.

Dies war bei dem 12-jährigen Manfred, der mir seine schmutzige Hand zum Abschied gab, der Fall (Kapitel 2.1); ebenso bei meiner Verletzung am Messer eines Patienten (Kapitel 2.3); bei der Umarmung der trans* Frau (Kapitel 2.5); beim Hinweis des Patienten, der nach massiven Entwertungen fand, alles würde gut sein, wenn er 24 Stunden mit mir zusammen sei (Kapitel 2.7); bei dem Patienten, der mich, nachdem ich die Sitzung abgebrochen hatte, zum Supermarkt begleitete (Kapitel 2.9); bei dem Patienten, dessen Therapiesitzung ich dazu nutzte, die von ihm gekaufte Axt mit ihm zusammen wieder in das

Geschäft zurückzubringen (Kapitel 2.10); bei der psychotischen Übertragungsreaktion (Kapitel 2.12); bei der Patientin, die nach tagelangem Alkoholkonsum in einem desolaten Zustand in meiner Praxis saß und die ich dann in die Klinik begleitet habe (Kapitel 2.13); sowie bei etlichen Episoden in der Therapie des Herrn P. (Kapitel 2.19).

Weil es unerwartete Situationen sind, die ein spontanes Handeln unsererseits erfordern, können wir uns darauf nicht konkret vorbereiten. In der therapeutischen Ausbildung sowie in Super- und Intervisionen können und sollen aber solche Situationen besprochen werden, um die Kolleg:innen darauf vorzubereiten, dass es zu ähnlichen Verhaltensweisen der Patient:innen kommen kann. Dadurch würde das Spektrum von möglichen Reaktionen erweitert und die Therapeut:inen wären in derartigen Situationen nicht völlig unverhofft mit dem Verhalten der Patient:innen konfrontiert.

3.2 Es sind in solchen Situationen vor allem Patient:innen mit schweren psychischen Störungen

Die Mehrzahl der im Kapitel 2 geschilderten Patient:innen gehört diagnostisch zur Gruppe der Persönlichkeitsstörungen. Wie in Kapitel 1 dargestellt, wird die Art der Beziehung zwischen Patient:innen und Therapeut:innen unter anderem maßgeblich durch die Art und Schwere der psychischen Erkrankung bestimmt. Menschen mit schweren Persönlichkeitsstörungen externalisieren ihre Konflikte oft und neigen, nicht zuletzt wegen ihrer reduzierten Steuerungsfähigkeit, dazu, sie in Handlung umzusetzen. Ich habe deshalb von einem *»Inszenieren innerer Konflikte in der Außenwelt«* gesprochen.

Da bei Menschen mit schweren Persönlichkeitsstörungen häufig auch ein *gestörter Bezug zur äußeren Realität* besteht, gelingt es ihnen nicht oder nur unzureichend, sich darüber Rechenschaft abzulegen, was ihr Verhalten für andere Menschen bedeutet. Ein besonders markantes Beispiel ist hier der Liebesbrief des Patienten, der darin einer ihm völlig fremden Frau vor allem die Schattenseiten seines Lebens, inklusive seiner Delikte, darstellte (Kapitel 2.11). Charakteristisch sind aber auch pseudologische Berichte wie die Biografie des Mannes, der sich als Zirkuskind darstellte (Kapitel 2.4), was zwar in keiner Weise der äußeren Realität entsprach, womit er aber ein anschauliches Bild seiner inneren Situation entwarf.

3.3 Es sind provokativ wirkende Verhaltensweisen

Ein viele der dargestellten Therapiesequenzen charakterisierendes Element ist das Provokative, das sich im Verhalten der Patient:innen ausdrückt. Dies gilt für alle die Situationen, in denen es um Gewalt geht, aber auch für die pseudologischen Darstellungen, die vom Gegenüber und so auch von den Therapeut:innen oft als »unverschämte Lügen« empfunden werden, obwohl sie uns, wenn wir sie wie Träume auffassen, eigentlich ein plastisches Bild von der inneren Situation der Patient:innen liefern. Provokativ wirken auch permanente Entwertungen der Therapeuten wie ich sie bei dem Patienten erlebte, der mich über lange Zeit wegen meines »Psycho-Blablas« kritisierte (Kapitel 2.7).

3.4 Manipulatives Verhalten

Irritation und Hilflosigkeit lösen auch Verhaltensweisen der Patient:innen aus, von denen wir uns manipuliert fühlen. So setzten mich die Eltern des Patienten, in dessen Leben die Eltern immer wieder eingegriffen hatten, durch ihren Brief, den ich vor ihrem Sohn geheim halten sollte, unter großen Druck (Kapitel 2.2), und auch in der Äußerung der Patientin, die daran festhielt, sie könne sich nicht ändern, lag ein manipulatives Element (Kapitel 2.8). Das Gefühl, in extremer Weise manipuliert worden zu sein, tritt häufig auch auf, wenn die Therapeut:innen realisieren, dass die Patient:innen ihnen eine pseudologische Darstellung geliefert haben, die in keiner Weise der Realität entspricht (Kapitel 2.4).

3.5 Ein ungewohntes Therapiesetting

In etlichen der geschilderten Therapiesequenzen war ich mit einem Setting konfrontiert, das mir mehr oder weniger fremd war. Dies betraf beispielsweise die erste Behandlung einer nichtbinären Person (Kapitel 2.17), die Unsicherheit, unter der ich in Anbetracht meines Misstrauens bei dem pädophilen Patienten litt (Kapitel 2.16), sowie die interdisziplinäre Zusammenarbeit bei der queeren Patientin (Kapitel 2.18) und der alkoholabhängigen Frau (Kapitel 2.13). Ein ungewöhnliches Setting stellten auch die Begleitung des Patienten auf meinem

Weg zum Supermarkt (Kapitel 2.9), das Zurückgeben der Axt (Kapitel 2.10) und des Revolvers (Kapitel 2.15) sowie in gewisser Weise auch die Gespräche über den Liebesbrief dar (Kapitel 2.11).

3.6 Interdisziplinäre Zusammenarbeit: ungewöhnlich oder abgelehnt, aber nötig

Wie bereits erwähnt, sind wir zumeist nicht auf eine interdisziplinäre Zusammenarbeit mit Vertreter:innen anderer Berufe vorbereitet. Unsere therapeutische Sicht richtet sich vor allem auf das Individuum und seine psychische Störung. Allenfalls werden von Therapeut:innen Angehörige berücksichtigt, zu denen aber oft keine direkten Kontakte bestehen. Unüblich hingegen sind zumeist konkrete Treffen zwischen Therapeut:innen und Angehörigen, wie ich sie mit der Mutter von Herrn P. erlebt habe (Kapitel 2.19), meine Zusammenarbeit mit der Mitarbeiterin von Queeramnesty (Kapitel 2.18) und Helfer:innenkonferenzen, wie sie bei der Behandlung der alkoholabhängigen Patientin notwendig waren (Kapitel 2.13).

Mitunter werden solche interdisziplinären Kontakte explizit von Therapeut:innen abgelehnt, zumeist mit dem Argument, es gelte den Therapieraum der Patient:innen zu schützen. Auch wenn die Schweigepflicht tatsächlich unbedingt garantiert sein und der Therapieraum geschützt werden muss, ist es vor allem bei Patient:innen mit schweren psychischen Störungen oft notwendig, eine enge Zusammenarbeit mit den Vertreter:innen anderer Berufe, die ebenfalls an der Begleitung der Patient:innen beteiligt sind, zu pflegen, da wir auf ihre Unterstützung dringend angewiesen sind.

Indem ich vor geplanten Gesprächen mit Drittpersonen mit den Patient:innen die Ziele und unsere Rollen dabei sorgfältig vorbespreche und sie bei solchen Kontakten *anwesend sind,* wird das Argument, wir verstießen mit einem solchen Setting gegen die Schweigepflicht, gegenstandslos.

3.7 Mangelndes Wissen über die Lebenssituation der Patient:innen

Eine weitere Gemeinsamkeit besteht in der Irritation, die Ursache für das Gefühl von Hilflosigkeit ist, wenn den Therapeut:innen die Lebenssituation der Patient:innen fremd ist. Je weiter die Patient:innen von unserem eigenen Lebenshorizont entfernt sind, desto ratloser stehen wir ihnen im Allgemeinen gegenüber. Eine gewisse Fremdheit erleben wir im Grunde in allen therapeutischen Begegnungen. Denn jede:r Patient:in hat eine ganz individuelle Geschichte und ganz eigene Formen des Umgangs damit.

Aus diesem Grund zeichnet sich, wie ich im Eingangskapitel dieses Buches ausgeführt habe, jede therapeutische Beziehung durch eine ganz individuelle Dynamik aus. Im Sinne des Beziehungskonzepts von Bauriedl (1980) treffen in der Psychotherapie Patient:innen und Therapeut:innen mit mehr oder weniger voneinander abweichenden Norm- und Wertvorstellungen aufeinander. Dabei kommt es darauf an, ob es Interaktionen vom Typ »Ich *oder* Du« sind, oder ob es ihnen gelingt, eine Kommunikationsform vom Typ »Ich *und* Du« zu finden.

Große Fremdheit und daraus resultierende Verunsicherung entstehen häufig bei der Konfrontation mit Patient:innen, die aus einer uns fremden Kultur stammen. Beispiele dafür sind der traumatisierte Flüchtling, bei dem ich vermutete, er könne Opfer und Täter zugleich sein (Kapitel 2.6), oder die lesbische Frau, die von einer Mitarbeiterin von Queeramnesty begleitet wurde (Kapitel 2.18). Aber auch in der Arbeit mit Patient:innen, die aus unserem Kulturkreis stammen, können wir eine derartige Irritation erleben. Ein Beispiel dafür ist die geschilderte nichtbinäre Person (Kapitel 2.17).

In allen diesen Situationen fehlt es uns an fundiertem Wissen über die Lebenssituation der Patient:innen. Die Fremdheit und die daraus resultierende Verunsicherung lassen sich indes zumindest ein Stück weit vermindern, indem wir uns über die besondere Lebenssituation dieser Personen kundig machen. Eine große Hilfe dabei wäre es, wenn dies bereits in der psychotherapeutischen Ausbildung geschähe.

Zudem liegt es an uns, Kontakte zu den Stellen und Fachleuten zu pflegen, die uns Auskunft über die Lebenswelt unserer Patient:innen geben können. Dies können spezielle Beratungsstellen sein – zum Beispiel Schuldenberatungsstellen, Opferhilfestellen, Organisationen, die mit bestimmten Gruppen von Flüchtlingen arbeiten, oder Fachleute für Genderfragen.

3.8 Die therapeutische Beziehung ist von Misstrauen geprägt

In einigen der beschriebenen Grenzsituationen spielt Misstrauen eine zentrale Rolle. Misstrauen kann in therapeutischen Beziehungen von beiden an der Interaktion Beteiligten empfunden werden. So können etwa die *Patient:innen* den Therapeut:innen misstrauen, wenn sie befürchten, die Behandelnden würden hinter dem Rücken der Patient:innen Informationen über sie an Dritte weitergeben. Dies war ja die Befürchtung des Patienten, dessen Eltern immer wieder in sein Leben eingegriffen hatten (Kapitel 2.2). Misstrauen empfinden häufig auch traumatisierte Flüchtlinge, weil sie aufgrund ihrer bisherigen Erfahrungen gelernt haben, äußerst vorsichtig zu sein, und oft unsicher sind, ob und in welcher Art wir mit den Migrationsbehörden in Kontakt stehen (Kapitel 2.6 und 2.18). Aber auch der Patient, der nach Abbruch der Therapiesitzung vor dem Haus auf mich gewartet hat, war voller Misstrauen, weil er sich aufgrund seiner bisherigen Beziehungserfahrungen nicht vorstellen konnte, dass unsere Beziehung trotz unserer Auseinandersetzung weitergeführt würde (Kapitel 2.9).

Misstrauen gibt es ebenso aber auch aufseiten der *Therapeut:innen,* woraus für die Behandelnden große Belastungen entstehen können. Ich habe dies am Beispiel des Flüchtlings beschrieben, bei dem mir der Gedanke kam, er könne nicht nur Opfer, sondern auch Täter von Gewalt sein (Kapitel 2.6). Eine ähnliche, von Misstrauen geprägte Verunsicherung habe ich beim Zusammentreffen mit dem pädophilen Mann und seinem Neffen erlebt (Kapitel 2.16). Auch pseudologische Darstellungen wie der Bericht des Patienten, der sich als Zirkuskind beschrieben hatte (Kapitel 2.4), haben oft zur Folge, dass die Therapeut:innen beginnen, Misstrauen zu entwickeln und unter Umständen prinzipiell an der Wahrheit der in der Therapie berichteten Dinge zu zweifeln.

3.9 Wenn unsere üblichen Therapiekonzepte nicht greifen

In therapeutischen Grenzsituationen befinden wir uns auch, wenn wir in Behandlungen spüren, dass unsere üblichen Therapiekonzepte nicht greifen. Diese Erfahrung machen wir beispielsweise beim Zusammentreffen mit Patient:innen, die aus anderen Kulturen stammen und deren Sprache wir nicht beherrschen (Kapitel 2.6 und 2.18). Unsere psychologischen Theorien und Therapiemethoden sind stark eurozentrisch konzipiert. Bei der Anwendung auf

Menschen aus anderen Kulturen merken wir, dass wir ihnen damit oft nicht gerecht werden. So sind etwa die sprachlichen Formulierungen und die Äußerungen von Gefühlen stark kulturell geprägt, und es braucht bei der Zusammenarbeit mit Dolmetscher:innen nicht nur eine sprachliche, sondern oft auch eine kulturelle Übersetzung.

Der Eindruck, dass unsere üblichen Behandlungskonzepte nicht greifen, hat sich für mich auch in den Therapiesequenzen gezeigt, in denen verbale Reaktionen auf das Verhalten der Patient:innen nicht ausreichend waren oder sogar kontraproduktiv gewesen wären und ich deshalb handlungsmäßige Interventionen gewählt habe, die jedoch im Umgang mit erwachsenen Patient:innen nicht üblich sind. Dies war beispielsweise der Fall, als mich der Patient zum Supermarkt begleitete (Kapitel 2.9), und als ich mit anderen Patienten die Waffen ins Geschäft zurückgebracht habe (Kapitel 2.10 und 2.15).

Ganz explizit habe ich bei der Begegnung mit der nichtbinären Person gespürt (Kapitel 2.17), dass unsere gängigen Therapiekonzepte in vielerlei Hinsicht nicht auf diese Person anwendbar waren. Unseren Theorien liegt ein binäres Modell zugrunde, das die Therapiekonzepte und unser Verhalten stark prägt. Dies bedeutet nicht, dass die bisherigen Konzepte völlig ungeeignet für nichtbinäre Personen sind. Sie bedürfen jedoch einer Erweiterung, um auch ihnen gerecht zu werden (Blank-Knaut et al., 2024; Rauchfleisch, 2024b).

3.10 Situationen großer Nähe mit starker Emotionalität

Eine der wesentlichsten Gemeinsamkeiten der beschriebenen Grenzsituationen ist die große, von starker Emotionalität geprägte Nähe zwischen den Patient:innen und den Therapeut:innen, wobei diese Nähe aus ganz unterschiedlichen Gründen zustande kommt. Die dabei von beiden Interaktionspartner:innen gespürten starken Gefühle können positiver, aber auch negativer Art sein.

Es ist charakteristisch für diese Situationen, dass sie zumeist mit einer *von den Patient:innen ausgehenden Aktivität beginnen.* Oft sind es impulsive Aktionen, mit denen die sonst in Behandlungen übliche *räumliche Distanz* durchbrochen wird und die Patient:innen uns ganz konkret sehr nahe kommen. Dies war der Fall bei dem 12-jährigen Jungen, der mir seine schmutzige Hand zum Abschied entgegenstreckte (Kapitel 2.1), bei dem Patienten, an dessen Messer ich mich geschnitten habe (Kapitel 2.3), in etliche Situationen in der sich über 38 Jahre erstreckenden Behandlung (Kapitel 2.19) und auch bei der trans* Frau, die mich in der letzten Sitzung vor ihrer Operation umarmte und mir einen

Kuss gab (Kapitel 2.5). Deutlich verringert war die räumliche Distanz auch bei den in Kapitel 2.9, 2.10 und 2.15 geschilderten Patient:innen.

In anderen Situationen ist es nicht ein räumliches Durchbrechen der sonst in Therapien üblichen Distanz, sondern eine uns Therapeut:innen *extrem nahekommende emotionale Aktion* der Patient:innen (Beispiele: Kapitel 2.1, 2.6, 2.7, 2.16). Die von den Patient:innen ausgehenden starken affektiven Signale lösen selbstverständlich auch in den Therapeut:innen entsprechende heftige Gefühle aus.

Nicht selten spielen auch *beide Aspekte,* das Durchbrechen der räumlichen wie auch der emotionalen Distanz, eine Rolle (Beispiele in Kapitel 2.3, 2.5, 2.15, 2.19).

3.11 Es sind Interaktionen mit einer stark präverbalen Komponente

Im ersten Kapitel habe ich ausgeführt, dass wir nicht nur in verbaler Form auf das Verhalten der Patient:innen reagieren können. Bei der Schilderung der verschiedenen therapeutischen Situationen habe ich dann wiederholt darauf hingewiesen, dass meine Reaktion in diesen Grenzsituationen oft eine *handlungsmäßige Intervention* war.

Es sind in diesem Fall *nonverbale* Interventionen, mit denen wir die Patient:innen auf einer präverbalen Ebene ansprechen. Diese Art der therapeutischen Reaktion ist deshalb sinnvoll und wirksam, weil sie sich an *präverbale Persönlichkeitsdimensionen* der Patient:innen richtet. Hier in verbaler Form etwas zu deuten, würde bei den Patient:innen nicht »ankommen«. Verbale Deutungen würden unter Umständen sogar kontraproduktiv sein, indem etwas »zerredet« würde, das sich an frühkindliche präverbale Erfahrungen richtet und *nur emotional erlebbar* ist. Buber hat auf die Bedeutung dieser nonverbalen Dimension des Dialogs hingewiesen: »Der Gegenstand des Dialoges ist nicht das verbal gesprochene Wort, sondern die Wirkung, die es auf die Beteiligten hat« (Buber, 2005, S. 152).

Dies war zum Beispiel der Fall bei dem Patienten, der nach dem Abbruch der Therapiesitzung vor dem Haus wartete und dem ich erlaubte, mich zum Supermarkt zu begleiten (2.9). Durch das konkrete Mit-mir-zusammen-Sein auf diesem Weg wurde ihm erlebbar, dass seine bisherigen Beziehungserfahrungen (Aggression zerstört Beziehungen) nicht generell gelten und unsere Beziehung anders gestaltet war. Auch meine Reaktion auf die schmutzige Hand des 12-jährigen Jungen war eine nonverbale Intervention, mit der ich ihm mitteilte, dass ich keine Angst vor dem »Schmutz« hatte, von dem in der Therapiesitzung die Rede gewesen war (Kapitel 2.1; ähnliche nonverbale Mitteilungen lagen vor in den Fällen in den Kapiteln 2.10 und 2.15).

Solche nonverbalen, handlungsmäßigen Interventionen sind, wie geschildert, im Allgemeinen von großer räumlicher und emotionaler Nähe begleitet. Es sind *präverbale Antworten auf Erfahrungen aus präverbaler Zeit.* Derartige Interventionen sind vor allem in der Kindertherapie üblich. Nach meiner Erfahrung sind sie jedoch auch bei erwachsenen Patient:innen mit schweren Persönlichkeitsstörungen und in existenziellen Grenzsituationen (wie der Tod der Mutter und die Auseinandersetzung mit dem eigenen Tod des in Kapitel 2.19 geschilderten Patienten) sinnvoll. Durch diese Interventionen erreichen wir die Patient:innen in einer tieferen Dimension ihrer Persönlichkeit, in der Worte keine oder kaum eine Wirkung haben.

Kapitel 4: Schlussfolgerungen und Handlungsoptionen

4.1 Generelles Fazit aus den beschriebenen Therapien

Die Analyse von therapeutischen Grenzsituationen hat erkennen lassen, dass sie für uns Therapeut:innen eine große Herausforderung darstellen. Wie dargestellt, konfrontieren sie uns mit zumeist völlig unerwarteten Situationen, die häufig mit Handlungen der Patient:innen, ausgeprägter Verunsicherung bei den Therapeut:innen, großer räumlicher und emotionaler Nähe sowie mit heftigen Gefühlen bei beiden an der Interaktion Beteiligten verbunden sind.

Weil es sehr unterschiedliche und unerwartet auftretende Situationen sind, ist eine eigentliche Vorbereitung darauf in der Regel kaum bis gar nicht möglich. Zudem sind es keine statischen, sondern höchst dynamische Situationen, die stark von den spontanen Reaktionen der jeweiligen Patient:innen und Therapeut:innen bestimmt werden. Dies war ganz ausgesprochen bei dem Patienten der Fall, von dem ich mich mit einem Revolver bedroht fühlte (Kapitel 2.15), und bei dem Patienten, dem ich das Messer wegzunehmen versuchte und mich dabei geschnitten habe (Kapitel 2.3). Hätte ich mich anders verhalten, hätte sich die Situation unweigerlich anders entwickelt, wobei völlig offen bleibt, wie dann das Resultat ausgesehen hätte.

Auch wenn wir uns auf therapeutische Grenzsituationen, wie ich sie beschrieben habe, also nicht im engeren Sinne vorbereiten können, bestehen doch Möglichkeiten, uns etwas besser darauf einzustellen und dadurch doch zumindest ein Stück weit vorbereiteter zu sein, als wir es normalerweise sind. In diesem Prozess spielt meines Erachtens die *gedankliche Auseinandersetzung mit möglichen Situationen dieser Art* eine wichtige Rolle. Dies ist für mich auch der Anlass gewesen, dieses Buch zu schreiben, da ich hoffe, dadurch Kolleg:innen auf diese und ähnliche Grenzsituationen aufmerksam zu machen und zur Reflexion darüber anzuregen.

Nach meiner Erfahrung ist es bereits eine hilfreiche Vorbereitung, wenn wir uns *vorstellen,* wir könnten in Situationen, wie die hier dargestellten, verwickelt werden. Schon in den ersten Jahren meiner Berufstätigkeit, als ich im Rahmen der Kinder-/Jugendpsychiatrie im Landeskrankenhaus Schleswig mit Kindern und Jugendlichen mit schweren Verhaltensstörungen gearbeitet habe, habe ich mir überlegt, wie ich auf einen *Angriff von Patient:innen* reagieren würde. Es gab auch von der Klinik her ein paar, allerdings nur vage Empfehlungen, was wir im Fall eines Angriffs tun sollten.

Diese Überlegungen stellte ich auch später an, als ich in der Psychiatrischen Universitätspoliklinik in Basel gearbeitet habe. Dort gab es immerhin ein Sicherheitskonzept, das uns allerdings wenig konkrete Hinweise gab, was wir tun sollten, wenn wir angegriffen würden. Ich tröstete mich damit, in der Poliklinik nicht allein zu ein, sondern in den Zimmern um mich herum Kolleg:innen zu wissen, die mir zu Hilfe kommen könnten, wenn ich um Hilfe rufen würde. Wie das Beispiel des Patienten zeigt, der früh morgens in die Poliklinik kam, als außer der Frau für die Reinigung und mir niemand anwesend war, war diese Vorstellung, durch die Anwesenheit der Kolleg:innen geschützt zu sein, indes ein Irrtum. Es war niemand weit und breit, als er sich schnitt und ich mich verletzte, als ich ihm das Messer wegzunehmen versuchte (Kapitel 2.3).

Wesentlich konkreter wurden die Sicherheitsmaßnahmen in der Poliklinik, als ein Kollege, Prof. Dr. Dieter Beck, 1980 von einem Angehörigen einer Patientin in der Eingangshalle des Universitätsspitals erschossen wurde. Wir erhielten Alarmknöpfe, die wir bei Gefahr betätigen sollten und die im Sekretariat der Poliklinik einen Alarm auslösen würden. Unvergessen ist mir, dass dieser Alarmknopf einmal unter meinen Schreibtisch gefallen war und ich ihn, ohne es zu bemerken, mit dem Fuß berührt hatte. Als ich das circa 10 Minuten später bemerkte und in das Sekretariat stürmte, um einen Großeinsatz des Sicherheitsdienstes zu verhindern, blinkte auf der Alarmtafel lediglich ein Licht, das jedoch niemand bemerkt hatte.

Als ich mich von dem Patienten, der mir später seine Waffe zur Verwahrung gab (Kapitel 2.15), bedroht fühlte, habe ich in meiner Angst verzweifelt überlegt, ob und wie ich, ohne dass der Patient es merken würde, diesen Alarmknopf betätigen könnte. Dabei fiel mir die beschriebene Szene ein, in der niemand bemerkt hatte, dass ich den Knopf aus Versehen gedrückt hatte. Außerdem war mir klar, dass ich keine Chance gehabt hätte, den Knopf, der irgendwo auf meinem Schreibtisch lag, zu drücken, ohne dass der Patient es bemerkt hätte. Mein Versuch, auf diese Weise Hilfe zu holen, hätte ihn – so meine Befürchtung – vermutlich erst recht dazu bewegt, den Revolver zu ziehen und zu schießen.

Immerhin war das Thema »Gewalt« und »Selbstverteidigung« bei mir präsent. Ich habe deshalb einige Jahre später einen Selbstverteidigungskurs im Universitätsspital gemacht. Dies gab mir zumindest subjektiv ein gewisses Sicherheitsgefühl, obwohl mir bewusst war, dass ich in einer Situation wie der mit dem Patienten, der eine Waffe in seiner Tasche hatte, keine Chance gehabt hätte.

In der psychotherapeutischen Ausbildung hingegen war niemals die Rede von Gewalt, welche Patient:innen gegen uns Therapeut:innen richten könnten, und wie wir auf einen Angriff reagieren könnten. Dies ist eigentlich erstaunlich, gab es doch durchaus ab und zu Berichte von Therapeut:innen, die von ihren Patient:innen angegriffen und sogar getötet worden waren.

Etwas besser vorbereitet war ich hingegen auf verbal-aggressive Attacken von Patient:innen. In der Fachliteratur fand ich Berichte über derartige Situationen und auch in den Seminaren wurde dieses Thema mitunter angesprochen. Dabei bestand in dieser Hinsicht allerdings im Allgemeinen die Meinung, dass solche Äußerungen der Patient:innen durch Grenzsetzung und Deutung schnell wieder zum Verschwinden gebracht werden sollten – und könnten –, damit wieder ein konstruktives Behandlungsklima entstehen könne.

Dass es in der Behandlung von Menschen mit schweren Persönlichkeitsstörungen, insbesondere solchen dissozialer und narzisstischer Prägung, mitunter über lange Phasen der Therapie hin zu verbalen Angriffen und Entwertungen der verschiedensten Art kommen kann und dass es gilt, diese Angriffe auszuhalten und ihnen standzuhalten, wurde in der Psychotherapieausbildung in dieser Deutlichkeit nicht thematisiert. Mir wurde im Gegenteil abgeraten, dissoziale Patient:innen zu behandeln, da sie nicht in der Lage seien, von Psychotherapie zu profitieren. Ich hatte auch große Schwierigkeiten, Kolleg:innen zu finden, die bereit waren, diese Behandlungen zu supervidieren.

Hingegen wurde die Frage, wie wir uns verhalten sollten, wenn es um eine Form der *Nähe* ginge, die eine *erotische Komponente* enthielt, in der psychotherapeutischen Ausbildung durchaus thematisiert. Dabei ging es jedoch ausschließlich darum, dass die Grenze zu den Patient:innen nicht von unserer Seite überschritten werden dürfe. Selbstverständlich ist dies ein wichtiges und, in Anbetracht von Grenzverletzungen durch Therapeut:innen, brisantes Thema. Ich kann mich jedoch nicht erinnern, dass in den Seminaren, in den kasuistischen Veranstaltungen und den Supervisionen jemals die Rede von Situationen war, in denen Patient:innen sich den Therapeut:innen in einer Art genähert hatten, wie es die trans* Patientin in der letzten Sitzung vor ihrer Operation mir gegenüber getan hat (2.5). Ich selbst hatte vor dieser Umarmung und ihrem Kuss auf meine Wange auch nie an eine solche Möglichkeit gedacht. Aus diesem Grund war ich total perplex, als die Patientin mich fragte, ob sie mich umarmen dürfe. Wie ich geschildert habe, erschien mir ihr Verhalten indes in dieser Situation völlig adäquat, sodass ich kein Problem damit hatte, es ihr zu erlauben.

Im Hinblick auf *transkulturelle Probleme* war ich zumindest ein Stück weit durch das Auslandssemester in Lubumbashi (Demokratische Republik Kongo), den anschließenden Aufenthalt in Nigeria und die Sprachaufenthalte in Kairo sensibilisiert. Auch meine ehrenamtliche Tätigkeit in verschiedenen Organisationen für Flüchtlingsbegleitungen und im Jahr 2021 ein Besuch von Flüchtlingscamps im Nordirak hatten mich ein Stück weit auf die Psychotherapie von Asylsuchenden vorbereitet. Dennoch war die therapeutische Arbeit mit diesen zum Teil schwer traumatisierten Patient:innen eine völlig andere Situation als die ehrenamtliche Begleitung solcher Personen im Alltag (Kapitel 2.6 und 2.18).

In der psychotherapeutischen Ausbildung waren derartige Behandlungen jedoch nie ein Thema. Dies ist vermutlich einerseits dem Umstand geschuldet, dass in der Zeit meiner Ausbildung in den 1970er und 1980er Jahren die *Flüchtlingsthematik* nicht so stark im Zentrum der allgemeinen Aufmerksamkeit stand wie heute. Immerhin gab es aber auch damals zum Teil große Zahlen von Flüchtlingen, die beispielsweise aus Ungarn, Tibet, Kambodscha, Vietnam, der Türkei, Sri Lanka sowie aus den arabischen, afrikanischen und südeuropäischen Ländern kamen.

Andererseits war das Interesse an der Psychotherapie von Flüchtlingen in dieser Zeit auch gering. So wurde beispielsweise erst 1987 das Marjorie Kovler Center for the Treatment of Survivors of Torture in Chicago, Illinois, eines der ersten Zentren dieser Art in den USA, gegründet, 1992 das Behandlungszentrum für Folteropfer in Berlin, 1995 das Berner Therapiezentrum für Folteropfer und 2016 das Gesundheitszentrum für Flüchtlinge in Berlin, um nur einige der bekanntesten Zentren dieser Art zu nennen.

Aber auch heute spielt das Thema der Behandlung traumatisierter Flüchtlinge in der gängigen Psychotherapieausbildung keine oder nur eine untergeordnete Rolle. Auch wenn diese Behandlungen spezielle Kenntnisse erfordern und deshalb in Spezialausbildungen vermittelt werden, wäre es doch hilfreich und eine sinnvolle Vorbereitung auf das Zusammentreffen mit Patient:innen dieser Art, wenn die in Ausbildung stehenden Psychotherapeut:innen in den verschiedenen Instituten zumindest grundlegende Informationen über dieses Thema erhielten. Zudem wäre dies eine Möglichkeit, die Zahl der Psychotherapeut:innen, die bereit sind, traumatisierte Flüchtlinge zu behandeln, zu erhöhen. Denn nach wie vor ist es extrem schwierig, für diese Patient:innen einen Therapieplatz zu finden.

Ähnlich ist es im Hinblick auf die Vorbereitung auf Behandlungen von *Pädophilen*. Ich selbst habe von dieser Patientengruppe in der psychotherapeutischen Ausbildung nie gehört. Ich war deshalb auf pädophile Patienten in keiner Weise vorbereitet, als ich erstmals in den 1970er und 1980er Jahren im Rahmen von forensischen Begutachtungen und vom Gericht auferlegten Behandlungen mit ihnen in Kontakt kam. Was ich in Kapitel 2.16 bei der Schilderung des pädophilen Patienten über das in diesen Therapien auftretende Misstrauen geschrieben habe, war für mich in den ersten Therapien mit Pädophilen ein mir völlig unbekanntes und in keiner Weise erwartetes Problem.

Wie geschildert, hat das von mir erlebte Misstrauen bei mir anfangs zu ambivalenten Gefühlen geführt, die ich nicht verstehen konnte und derer ich mich mitunter geradezu geschämt habe. »Wie komme ich dazu, dem Patienten, der doch offensichtlich ehrlich und offen mir gegenüber ist, zu misstrauen?«, war die mich in diesem Zusammenhang bewegende Frage. Wie geschildert, standen mir in diesen Behandlungen die Opfer deutlicher vor Augen als bei anderen Patient:innen, die ebenfalls durch ihre Delikte andere Menschen geschädigt hatten. Glücklicherweise konnte ich in Supervisionen mit erfahrenen Kolleg:innen und durch intensives Literaturstudium diese Gefühle klären und eine adäquate Haltung ihnen gegenüber finden.

Es wäre hilfreich, wenn das Thema »Pädophilie« in der psychotherapeutischen Ausbildung vermehrt behandelt würde. Dadurch wären die Therapeut:innen wenigstens ein Stück weit auf diese Patient:innen vorbereitet. Dies würde sicher auch dazu beitragen, dass mehr Therapeut:innen bereit wären, Behandlungen mit diesen Patient:innen durchzuführen. Leider ist Pädophilie im Allgemeinen nur ein Thema in Spezialausbildungen der Sexualtherapie und der Forensik.

Die mangelnde Vorbereitung auf das Thema *Nichtbinarität* ist von besonderer Bedeutung. Es betrifft nicht nur die Nichtbinarität, sondern allgemeiner das Thema der *von der Mehrheitsgesellschaft abweichenden sexuellen Orientierungen und Geschlechtsidentitäten.* Wie bei der Schilderung der nichtbinären Person erwähnt (Kapitel 2.17), wird dieses Thema in den meisten Therapieausbildungen nicht behandelt. Mehr und mehr kommt von den Auszubildenden allerdings der Wunsch, dass die Institute Veranstaltungen zu den Geschlechtsidentitäten anbieten. Nicht selten richtet sich gegen diesen Wunsch aber Ablehnung vonseiten der älteren Lehrtherapeut:innen oder es wird in Veranstaltungen zu diesem Thema eine sehr kritische Haltung eingenommen.

Dieser eher ablehnenden Haltung liegt einerseits die Befürchtung zugrunde, durch die Auseinandersetzung mit dem Thema der Geschlechtsidentitäten würden zentrale Positionen vor allem der Psychoanalyse infrage gestellt oder sogar aufgelöst. Andererseits rührt das Thema der Nichtbinarität an Grundüberzeugungen unserer Kultur, die stark binär geprägt ist, und sich durch Nichtbinarität geradezu bedroht fühlt.

Dass wir bei einer Auseinandersetzung mit den Themen der sexuellen Orientierungen und Geschlechtsidentitäten unsere Konzepte nicht total infrage stellen müssen, sondern im Gegenteil an Differenziertheit gewinnen, haben in den letzten Jahren Le Soldat (2015), Mitchel (2018), Quindeau (2019) sowie die Autor:innen im Bericht der DPG-Tagung 2023 (Blank-Knaut et al., 2024) sowie in der Publikation der Internationalen Psychoanalytischen Universität Berlin/IPU (Langer u. O'Donnokoé, 2024) gezeigt. Ich selbst habe in einem

Artikel von der »Befreiung aus der Enge der Binarität« (Rauchfleisch, 2025) gesprochen, und Baltes-Löhr (2023) hat mit ihrem Modell des Kontinuums Wege aufgezeigt, die zu einer Öffnung unserer Sicht führen und damit eine Bereicherung darstellen.

Es sei noch auf einen letzten Aspekt in der Diskussion, ob und in welchem Umfang wir uns auf Grenzsituationen in der Psychotherapie vorbereiten können, eingegangen. Es ist die Situation einer *sich über viele Jahre erstreckenden Psychotherapie,* wie ich sie am Beispiel von Herrn P. beschrieben habe (Kapitel 2.19). Wie ich in Kapitel 1 ausgeführt habe, ist das Ziel der verschiedenen Psychotherapieausbildungen, die Therapeut:innen zu befähigen, effiziente Behandlungen in einer überschaubaren Zeit durchzuführen. Je nach Therapiemethode werden für die Dauer solcher Therapien unterschiedliche Zeiten angegeben. Während psychoanalytisch orientierte Verfahren eher längere Zeiträume vorsehen, erwartet man bei vorhaltensorientierten Methoden kürzere Therapien. Aber stets ist die Rede von überschaubaren Zeiten.

Diese Forderung wird denn auch von den Krankenkassen, zumeist mit Nachdruck, vertreten, und es braucht oft eine spezielle Begründung, wenn die Behandlungen sich über längere Zeiträume erstrecken. Auch wenn die Therapie von Herrn P. mehrere Sequenzen mit zum Teil längeren Unterbrüchen umfasste, ist dies doch ein Setting, das sich selten in Psychotherapien findet. In der somatischen Behandlung von chronischen Erkrankungen ist es hingegen geradezu die Regel, dass Therapien über lange Zeiträume hin, nicht selten sogar lebenslang geführt werden.

Es hat mich von jeher gestört und war mir unverständlich, warum dies bei Menschen mit schweren psychischen Erkrankungen nicht in gleicher Weise gilt. Auch sie gehören zu der Gruppe von Personen mit chronischen Erkrankungen, die über lange Zeit hin therapeutische Unterstützung brauchen.

Es erscheint mir deshalb kontraproduktiv und zum Nachteil von Menschen mit schweren psychischen Erkrankungen, wie ich sie in Kapitel 2 beschrieben habe, wenn wir in den Therapieausbildungen fordern, dass Behandlungen kurz und effizient sein sollen. Dies ist eine Zielvorgabe, die für Menschen mit leichteren psychischen Störungen völlig in Ordnung ist, zumal unnötig lang dauernde Behandlungen Patient:innen letztlich kränker machen. Aus diesem Grund halte ich es für wichtig, dass Behandlungen abgeschlossen und die Patient:innen nicht, wie in manchen Institutionen, von Therapeut:in zu Therapeut:in »weitergegeben« werden.

Sogar wenn zu erwarten ist, dass Patient:innen nach dem Ausscheiden von Therapeut:innen eine weiterführende Behandlung benötigen, halte ich es für wichtig und therapeutisch sinnvoll, die bisherige Therapie zunächst einmal abzuschließen. Das Weitergeben von Patient:innen an nachfolgende Behandelnde signalisiert den Patient:innen nämlich, dass wir ihnen nicht zutrauen, ihr Leben selbstständig, ohne therapeutische Unterstützung zu führen. In den Therapiepausen können sie Erfahrungen sammeln, die Thema in einer nächsten Behandlungsphase sein können. Es ist meine Erfahrung – und Herr P. ist ein Beispiel dafür (Kapitel 2.19) –, dass die Patient:innen in eine nächste Therapiesequenz mit einer viel stärkeren Eigenmotivation eintreten und die Erfahrungen, die sie in der therapiefreien Zeit gemacht haben, nutzen.

Ich habe bei meinen Reflexionen über die Therapie von Herrn P. erwähnt, dass eine meiner Sorgen war, dass er durch die lange Zeit unserer Beziehung in Abhängigkeit von mir geraten könnte. Ist es in den Jahren der therapeutischen Begleitung zwischen uns vielleicht zu einer oralen Kollusion gekommen, wie Ermann (2024, S. 45) sie beschreibt? Dies hätte im Gegensatz zu dem Ziel gestanden, das mir generell in Psychotherapien wichtig ist, nämlich dass die Patient:innen im Verlauf der Behandlung ihre *Autonomie verbessern* können. Wenn ich die Behandlung rückblickend überschaue, bin ich der Ansicht, Herr P. habe sein Leben zunehmend selbstbestimmt führen können, habe an Autonomie gewonnen und nur in schwerwiegenden Krisen (Alkoholabhängigkeit sowie Tod seiner Freundin und Tod der Mutter) auf meine Hilfe zurückgegriffen. Dabei hat er jeweils mit nur wenigen Sitzungen seine emotionale Stabilität wiederhergestellt und hat anschließend sein Leben selbstständig weitergeführt. Zudem hat er ohne eine spezielle Suchttherapie seine Alkoholabhängigkeit in den Griff bekommen und ist nicht wieder mit dem Gesetz in Konflikt geraten.

Obschon dies angesichts der desolaten Ausgangssituation bei Beginn der Therapie eine sehr positive Entwicklung war, mag man einwenden, es sei letztlich doch keine wirkliche Heilung seiner Persönlichkeitsstörung erzielt worden. Einer solchen Beurteilung muss ich ohne Einschränkung zustimmen. Doch erhebt sich in diesem Zusammenhang die Frage, ob wir überhaupt bei schweren psychischen Störungen umfassende »Heilungen« erwarten dürfen. Ist nicht schon sehr viel erreicht, wenn ein Mann wie Herr P. sein Leben einigermaßen in den Griff bekommen hat, emotional stabiler und in seiner Frustrationstoleranz gestärkt worden ist sowie Beziehungen, selbst wenn sie nicht sehr stabil waren, pflegen und sich darin wohlfühlen konnte?

Herr P. selbst hat seine Zufriedenheit mehrfach betont und am Ende seines Lebens gesagt, er sei froh, die Möglichkeit einer so langen Behandlung gehabt zu haben. Auch ich bin der Ansicht, dass sich der »Aufwand gelohnt« hat und es uns beiden gelungen ist, das Beste aus seiner anfangs so desolaten Situation zu machen.

Das Problem liegt darin, dass eine solche sich über viele Jahre erstreckende Therapie, selbst wenn sie in Intervallen durchgeführt worden ist, nicht den Ansprüchen genügt, die von den verschiedenen Therapieschulen und den Krankenkassen gestellt werden. Sie fordern schnelle und zugleich effiziente Behandlungen. Beide Kriterien sind in der Therapie von Herrn P. nicht erfüllt worden.

Hinzu kommt, dass wir als Therapeut:innen auch eigene Ambitionen haben und gern »Erfolge« sehen möchten. Wenn wir genau die Ausgangsbedingungen von Herrn P. anschauen, können wir, wie erwähnt, bei ihm durchaus von einer »erfolgreichen« Behandlung sprechen. Nur müssen wir die Ansprüche, die wir an uns stellen, bei Patient:innen mit solchen schweren Störungen relativieren und uns mit »weniger« zufriedengeben. Herr P. war zufrieden, und ich bin es auch.

Fragen wir uns, was aus den in diesem Kapitel diskutierten Überlegungen resultiert, so sind dies für mich die folgenden Konsequenzen:

4.2 Was kann die psychotherapeutische Ausbildung beitragen?

Einen besonders wichtigen Ansatzpunkt sehe ich bei der *psychotherapeutischen Ausbildung.* Selbstverständlich ist es nicht möglich, in der Psychotherapieausbildung auf alle Situationen, die in Behandlungen entstehen können, vorbereitet zu werden. Dennoch erscheint es mir wichtig, dass die Ausbildung thematisch so breit wie möglich angelegt ist. Mit »breit« meine ich sowohl in Bezug auf die *Lebenswelten* der Patient:innen als auch hinsichtlich ihrer *Erkrankungen.* Auch wenn dies etwas zu pauschal formuliert sein mag, möchte ich sagen, dass es, unabhängig von der Therapieschule, in der Ausbildung in den meisten Seminaren und in den Supervisionen mehrheitlich um Patient:innen geht, die aus unseren Ländern stammen, der Mittelschicht angehören und unter Anpassungsstörungen (Ängsten, Depressionen etc.) leiden.

Dadurch entsteht automatisch eine Konzentration auf diese zahlenmäßig zweifellos größte Gruppe von Patient:innen. Dies führt indes dazu, dass Menschen aus *anderen Kulturen,* Personen mit *von der Mehrheitsgesellschaft abweichenden sexuellen Orientierungen und Geschlechtsidentitäten* sowie Personen mit *schweren psychischen Störungen* weniger Beachtung finden. Sie werden dann auch nicht zum Thema in den Ausbildungen. Treffen Psychotherapeut:innen später in irgendeinem Zusammenhang mit solchen Patient:innen zusammen, sehen sie sich leicht mit schwierigen Situationen konfrontiert, auf die sie nicht vorbereitet sind. Die Folge sind irritierende Begegnungen, wie ich sie in diesem Buch beschrieben habe.

Eine Erweiterung erscheint mir in den verschiedenen Therapieschulen auch im Hinblick auf die *Offenheit für soziale Probleme* wichtig. Es mag übertrieben erscheinen, wenn ich, wie bereits erwähnt, die »typischen« Psychotherapiepatient:innen als Angehörige der Mittelschicht bezeichnet habe. Bei den Patient:innen in Kapitel 2 wird jedoch erkennbar, dass viele von ihnen nicht der Mittelschicht angehören und in einer Welt aufgewachsen sind und leben, die recht weit von unserer Welt entfernt ist.

Viele von ihnen haben mit sozialen Problemen (mangelnde Schul- und Berufsausbildung, Wohnprobleme, Kriminalität, Überschuldung etc.) zu kämpfen, die in enger Wechselwirkung mit ihren psychischen Störungen stehen und diese oft noch verstärken. Auf derartige Situationen sind wir oft nicht oder nur unzureichend vorbereitet. Wie ich in meinen Kommentaren zu den Patient:innen geschrieben habe, können wir uns bei diesen Personen nicht auf die sonst übliche Arbeit an den psychischen Störungen beschränken, sondern müssen die soziale Dimension in die Psychotherapie einbeziehen.

Da von Patient:innen dieser Art in der Ausbildung in der Regel nicht die Rede ist, sind wir auf einen solchen *Einbezug der sozialen Dimension* nicht vorbereitet, zumal heute ein sozialpsychiatrischer Ansatz weitgehend unbekannt geworden ist. Bei diesen Patient:innen liegen zwei gleichermaßen brisante Störungen, soziale Probleme und psychische Störung, vor. Sie werden deshalb von Psychotherapeut:innen häufig mit der Begründung abgelehnt, zuerst müsse die soziale Situation saniert sein, erst dann sei – falls die Patient:innen genügend Eigenmotivation mitbrächten – eine Psychotherapie möglich. Vonseiten der Sozialarbeit wird demgegenüber oft argumentiert, diese Patient:innen seien wegen ihrer psychischen Erkrankung nicht in der Lage, von den Angeboten der Sozialarbeit zu profitieren. Sie benötigten zuerst eine Behandlung im Hinblick auf ihre psychischen Störungen. Auf diese Weise fallen diese Patient:innen häufig gleichsam zwischen Stuhl und Bank und erhalten nicht die ihnen entsprechende Behandlung.

Diese Situation wird noch dadurch verschärft, dass in der psychotherapeutischen Ausbildung der verschiedenen Schulen das Thema der *interdisziplinären Arbeit* im Allgemeinen selten behandelt wird. Auch ich habe dieses Setting ausschließlich in den psychiatrischen Institutionen, in denen ich gearbeitet habe, erlebt. Gerade wenn es um Menschen geht, die sowohl unter schweren psychischen Erkrankungen leiden als auch massive soziale Probleme haben, ist eine enge Zusammenarbeit der verschiedenen, an ihrer Begleitung beteiligten Fachpersonen absolut notwendig. Wie ich am Beispiel der alkoholabhängigen Patientin dargestellt habe (Kapitel 2.13), lassen sich so komplexe Situationen nur durch die Zusammenarbeit verschiedener Professionen handhaben.

Eine solche Zusammenarbeit setzt indes voraus, dass wir Psychotherapeut:innen zumindest einigermaßen über die Angebote und das Vorgehen der anderen Fachpersonen informiert sind. Es ist jedoch nicht nur das Wissen darum, welchen Beitrag die anderen Fachvertreter:innen in der gemeinsamen Begleitung leisten. Von ausschlaggebender Bedeutung ist vielmehr die *gegenseitige Wertschätzung* aller Beteiligten. Immer wieder habe ich bei der Zusammenarbeit mit Fachpersonen der sozialen Arbeit die erstaunte – und auch ironische – Bemerkung gehört: Es sei erstaunlich, dass sich jetzt plötzlich auch ein Psychotherapeut für ihre Arbeit interessiere.

Hinter einer solchen Bemerkung steht die Erfahrung, dass sich Psychotherapeut:innen häufig nicht für das interessieren, was die Vertreter:innen anderer Fächer tun. Es ist keine gute Voraussetzung für eine konstruktive Zusammenarbeit, wenn wir nicht informiert sind, was die anderen an der Behandlung unserer Patient:innen Beteiligten tun, und ihren Beitrag nicht wertschätzen. Mit unserer psychotherapeutischen Arbeit allein wären wir bei Patient:innen mit so komplexen Störungen auf verlorenem Posten. Wir brauchen bei ihnen dringend juristische, sozialarbeiterische und hausärztliche Unterstützung und – wie im Beispiel der lesbischen, von einer Mitarbeiterin von Queeramnesty begleiteten Asylsuchenden gezeigt (2.18) – mitunter auch die Zusammenarbeit mit ehrenamtlich Tätigen, um diesen Patient:innen gerecht zu werden.

Eine kaum wahrgenommene Gruppe von Fachleuten, die eine wichtige Rolle in der Begleitung unserer Patient:innen spielen können, sind Pfarrer:innen, Rabbiner:innen und Imame sowie andere Personen aus den verschiedenen Glaubensgemeinschaften. Vertreter:innen dieser Gruppen werden von uns Psychotherapeut:innen entweder gar nicht wahrgenommen oder es besteht ihnen gegenüber sogar eine explizit ablehnende Haltung (Rauchfleisch, 2004). Dies ist umso erstaunlicher, als gerade in den letzten Jahren von den Forschungsrichtungen der »Spiritual Care« (Büssing et al., 2024; Magin, 2022) und der »Philosophical Care« (Ibrahim, 2025) nachdrücklich auf die spirituelle Dimension des Menschseins hingewiesen worden ist. Wenn ich in Institutionen zu Weiterbildungsveranstaltungen eingeladen bin und frage, welche Vertreter:innen anderer Fächer an der Veranstaltung teilnehmen, sind fast regelhaft die (christlichen) Seelsorger:innen nicht vertreten; ganz zu vergessen Rabbiner:innen oder Imame, die, wenn es sie in der Institution überhaupt gibt, bei derartigen Veranstaltungen praktisch nie berücksichtigt werden. An sie habe man bei der Einladung zu dieser Veranstaltung nicht gedacht, heißt es dann.

Gewiss gibt es unheilvolle Verquickungen von Seelsorge und Psychotherapie in fundamentalistischen Kreisen und charismatischen Gruppierungen. Solchen Aktivitäten stehe ich sehr kritisch gegenüber (Rauchfleisch, 2004). Doch stellen seriöse Seelsorger:innen und andere Personen, die in den verschiedenen Glaubensgemeinschaften tätig sind, eine wichtige Ressource gerade für die Patient:innen dar, die mit vielfältigen sozialen und psychischen Problemen kämpfen. Eine von gegenseitiger Wertschätzung getragene Zusammenarbeit der

Psychotherapeut:innen mit ihnen kann eine enorme Bereicherung darstellen (Rauchfleisch, 2004; Rüschoff u. Kaplick, 2021).

Eine Voraussetzung dafür ist jedoch, dass auch *spirituelle Fragen* als relevant in Psychotherapien angesehen werden. Dies ist indes nur in wenigen Psychotherapieschulen der Fall. Explizit stellen existenzielle, spirituelle Fragen in der Existenzanalyse und Logotherapie sowie in der Analytischen Psychologie C. G. Jungs relevante Themen dar. Andere Therapieschulen haben ein zumeist kritisches bis ablehnendes Verhältnis zu diesen Fragen (Psychoanalyse und die von ihr abgeleiteten Verfahren) oder klammern dieses Thema mehr oder weniger aus (Verhaltenstherapie).

Selbstverständlich gibt es unter den Vertreter:innen aller Therapieschulen Personen, die für existenzielle Fragen ihrer Patient:innen offen sind. Doch findet dieses Thema in der offiziellen Ausbildung, abgesehen von den erwähnten Therapieschulen, keine Beachtung. Dies hat zur Folge, dass die Absolvent:innen solcher Ausbildungen nicht darauf vorbereitet sind, diese Themen in angemessener Weise in den Behandlungen aufzugreifen, und oft auch nicht fähig und bereit sind, mit den Vertreter:innen religiöser Glaubensgemeinschaften zusammenzuarbeiten.

Es sei noch ein Problem angesprochen, das sich nach meiner Einschätzung negativ auf die therapeutische Ausbildung und die anschließende Berufstätigkeit auswirkt. Es ist die Tatsache, dass mitunter *lange Zeit vergeht, bis die Befunde anderer Wissenschaftszweige in die therapeutischen Konzepte integriert werden.* Dies gilt insbesondere für die Psychoanalyse und die von ihr abgeleiteten Verfahren. Die eher experimentell-verhaltensorientierten Therapierichtungen haben zumeist einen engeren Bezug zur medizinischen und psychologischen Forschung. Die Psychoanalyse hingegen hat im Verlauf ihrer mehr als 100-jährigen Geschichte ein Theoriengebäude entwickelt, das sich zwar bewährt hat, aber, um es etwas provokativ zu formulieren, auf theoretischen Säulen steht, die teilweise den Charakter von Dogmen angenommen haben.

Die Forschungen anderer Wissenschaftszweige haben immer wieder zu Befunden geführt, die gezeigt haben, dass gewisse Aspekte der psychoanalytischen Theorie ergänzt bzw. sogar umformuliert werden mussten. Es hat in solchen Fällen indes jeweils relativ lange Zeit gedauert, bis diese Befunde Eingang in die psychoanalytische Theorie gefunden haben. Dies gilt beispielsweise für die psychoanalytische Entwicklungstheorie, in der von manchen Psychoanalytiker:innen noch immer Margaret Mahlers Theorie einer autistischen Phase vertreten wird, obwohl längst bekannt ist, dass schon Säuglinge dia- und sogar trialogfähig sind (Bürgin, 1998; von Klitzing, 1999; Stern, 2007).

Ich habe in Kapitel 2.17 auf dieses Problem im Zusammenhang mit der nichtbinären Person hingewiesen. Auch wenn hinsichtlich der sexuellen Orientierungen und Geschlechtsidentitäten in verschiedenen Wissenschaftszweigen durchaus unterschiedliche Positionen bestehen, ist es doch auffällig, wie vehement zum Teil der Widerstand vonseiten der Psychoanalyse geäußert wird. Theoretisch gibt es, wie erwähnt, bereits eine fruchtbare Auseinandersetzung mit diesen Themen. In der Praxis sind diese Reflexionen und die sich daraus ergebenden Konsequenzen jedoch kaum angekommen (Rauchfleisch, 2024b).

Diese Kritik richtet sich nicht nur an die psychoanalytische Ausbildung. Dort ist der Widerstand vielleicht am deutlichsten spürbar. Andere Therapieschulen klammern diese Themen aus, was einer anderen Art des Widerstands entspricht und den gleichen Effekt hat: Die Absolvent:innen der Therapieausbildungen treffen weitgehend unvorbereitet mit Patient:innen zusammen, deren Thema ihre Geschlechtsidentität ist.

Es wäre unter diesem Aspekt wichtig, dass sich die Institute aller Psychotherapieschulen für die Fragen der Geschlechtsidentitäten und sexuellen Orientierungen öffneten und sich mit diesen Fragen auf dem Boden ihrer jeweiligen Konzepte auseinandersetzten. Sie könnten dann auch einen wichtigen Beitrag in der öffentlichen Diskussion leisten. Hier wäre es dringend notwendig, dass Fachleute der Psychologie und Psychiatrie zur Aufklärung der Öffentlichkeit beitragen und die emotional zum Teil hoch aufgeladene Diskussion auf eine sachliche Ebene bringen. Wenn es um politische Entscheide – wie beispielsweise 2024 bei dem Selbstbestimmungsgesetz in Deutschland – geht, könnten und sollten dann auch Fachpersonen den Politiker:innen ihr Wissen zur Verfügung stellen und so dazu beitragen, dass Menschen, die besonders vulnerabel sind, die Rechte erhalten, die ihnen zustehen.

Neben der Öffnung für Forschungsbefunde aus anderen Wissenschaftszweigen ist mir noch eine andere Art von Öffnung wichtig: Es ist die Frage, *wie offen die Therapieschulen für andere Therapiekonzepte sind.* Es erscheint mir nicht übertrieben, zu sagen: Je etablierter eine Therapieform ist, desto mehr schottet sie sich gegen andere Therapieformen ab. Begründet wird dies zwar meist mit theoretischen Argumenten. Letztlich geht es dabei aber wesentlich um finanzielle Aspekte (welche Therapieform wird von den Krankenkassen akzeptiert?) und um Machtfragen (welche Schule ist welcher anderen überlegen?).

So ist es geradezu eine Seltenheit, dass in einem psychoanalytischen Institut verhaltenstherapeutische Konzepte, die Analytische Psychologie C. G. Jungs, die Existenzanalyse und Logotherapie oder andere therapeutische Konzepte behandelt werden. Allenfalls findet kursorisch eine Information über die anderen Theorien statt, meist mit dem deutlichen Hinweis, dass die eigene Theorie die effizientere ist. Das Gleiche gilt für verhaltenstherapeutische, systemische und andere Psychotherapieausbildungen, in deren Curricula etwa psychoanalytische und existenzanalytische Konzepte keine Rolle spielen. Eine gewisse Ausnahme stellen nach meiner Erfahrung die Institute dar, die gemischte Ausbildungen anbieten. Hier ist ein Dialog über die Schulgrenzen hinweg eher möglich.

So sinnvoll es auch ist, dass die Absolvent:innen psychotherapeutischer Institute in einer der Therapierichtungen fundierte Kenntnisse erwerben und hier gleichsam ihre »Heimat« haben, so wichtig erscheint es mir aber gerade im Hinblick auf die in diesem Buch geschilderten Patient:innen, dass in den Ausbildungen ein *breites Wissen über die verschiedenen Therapieformen und -konzepte* vermittelt wird. Dies kommt nicht nur der therapeutischen Kompetenz der Absolvent:innen zugute, sondern stellt auch eine Bereicherung ihrer Sicht auf die Patient:innen mit ihren verschiedenen Bedürfnissen dar und ermöglicht es ihnen, diesen Ratsuchenden in differenzierter Weise zu begegnen.

Es ist mir wichtig, dass die Anmerkungen und Hinweise, die ich hier an die Adresse der psychotherapeutischen Ausbildungsinstitutionen richte, nicht den Eindruck einer einseitigen Kritik an der üblichen Ausbildung erwecken. Mir sind die genannten Erweiterungen aber insofern wichtig, als in der therapeutischen Ausbildung die Grundlagen für die spätere Berufstätigkeit gelegt werden. Letztlich müssten die erwähnten Themen aber *bereits im Studium* vertreten sein, was indes kaum der Fall ist. Es besteht also auch im Hinblick auf die universitäre Ausbildung die Notwendigkeit, die Informationen über die verschiedenen psychotherapeutischen Schulen zu erweitern.

4.3 Was können die Absolvent:innen der psychotherapeutischen Ausbildung beitragen?

Neben den sich auf die Psychotherapieausbildung beziehenden Aspekten kommt es meines Erachtens außerdem auch auf die *Ausbildungskandidat:innen* bzw. *Absolvent:innen selbst* an. Durch ihre Persönlichkeit und ihre Interessen gestalten sie wesentlich die Ausbildung mit.

In Bezug auf die Absolvent:innen erscheint es mir wichtig, dass sie *ihre Sicht in die Planung der Ausbildung einbringen.* Es reicht nicht aus, dass sie, wie es an vielen Instituten inzwischen der Fall ist, Einsitz in den Planungsgruppen haben. Sie müssen sich dort auch aktiv einbringen und die Planung mitgestalten.

Immer wieder höre ich von Ausbildungskandidat:innen der verschiedensten Therapierichtungen, dass sie zwar ihre Ideen einbringen, sich dann aber zurückziehen, wenn sie spüren, dass ihre Vorschläge nicht akzeptiert werden. Ich habe durchaus Verständnis für eine solche Reaktion, befinden sich die in Ausbildung stehenden Kolleg:innen doch in einem Abhängigkeitsverhältnis zu den Ausbildenden. Je nachdem wie hierarchisch das Institut geführt wird, bestehen deshalb mehr oder weniger große Ängste, Kritik und Widerspruch gegen die Institutsleitung zu äußern.

Dennoch sollte diese Abhängigkeit nicht dazu führen, dass die Ausbildungskandidat:innen zaghaft ihre Meinung kundtun und sich dann zurückziehen, wenn sie Gegenwind von der Institutsleitung spüren. Ich habe von einigen Situationen erfahren, in denen es zu Auseinandersetzungen zwischen der Basis und der Institutsleitung kam, weil die Kandidat:innen beispielsweise Veranstaltungen zum Thema »Geschlechtsidentitäten« für dringend notwendig hielten, die Institutsleitung auf diese Wünsche aber nicht eingegangen ist.

In einer solchen Situation ist *Mut und Zivilcourage* der Ausbildungskandidat:innen gefragt. In einigen Instituten ist es ihnen gelungen, zumindest einige Mitglieder der Institutsleitung für ihre Pläne zu gewinnen, worauf die gewünschten Veranstaltungen stattgefunden haben. In anderen Instituten jedoch war der Widerstand so groß, dass die Kandidat:innen sich resigniert zurückgezogen haben.

Meinen Vorschlag in einem Fall, mit örtlichen queeren Gruppierungen und universitären Gruppen zusammen eine solche Veranstaltung zu organisieren, beantworteten die Kandidat:innen mit dem Hinweis, dass sie dies durchaus tun könnten. Sie würden sich dadurch aber den Zorn der Institutsleitung zuziehen und wären am Ende die Leidtragenden. Schlimm ist es, wenn die hier geäußerte Enttäuschung so weit geht, dass Kandidaten die Ausbildung abbrechen.

Ein konkretes Beispiel möge diese Situation veranschaulichen: Ich habe vor einigen Monaten per E-Mail eine Nachricht von einer mir unbekannten jungen Frau erhalten, die ihre Ausbildung in einem psychoanalytischen Institut absolviert. Nachdem die Ausbildungskandidat:innen vergeblich versucht hatten, darauf hinzuwirken, dass das Thema der Geschlechtsidentitäten in das Curriculum aufgenommen würde, wurde von der Institutsleitung eine Veranstaltung zu diesem Thema durchgeführt. Die Person, die dazu eingeladen worden war, zeichnete jedoch ein dermaßen negatives, pathologisches Bild von Transidentität und Nichtbinarität – und diese Sicht wurde von der Institutsleitung offenbar lebhaft unterstützt –, dass die junge Kollegin die Ausbildung abbrechen wollte. Sie hatte, wie sie mir schrieb, eine meiner Publikationen zum Thema »Transidentität« gelesen, was sie wieder Mut habe fassen lassen, dass die im Institut vermittelte negative Sicht wohl doch nicht die einhellige Meinung aller Psychoanalytiker:innen sei.

In einer solchen Situation sind selbstverständlich beide Beteiligte gefordert: Die in leitender Position Tätigen müssten offen für die Anliegen der Auszubildenden sein und sich bemühen, Veranstaltungen anzubieten, die eine ausgewogene, dem aktuellen Wissensstand entsprechende Sicht vermitteln, selbst wenn sie persönlich eine andere Meinung zu dem betreffenden Thema haben. Auf der anderen Seite sollten die Ausbildungskandidat:innen in einem solchen Fall nicht lockerlassen, um ihre – berechtigten – Wünsche zu realisieren. Denn es ist die Aufgabe der jungen Generation, auf Änderungen und Öffnungen hinzuarbeiten, denen wir Ältere vielleicht skeptisch gegenüberstehen, weil wir fürchten, dass dadurch unser vertrautes Bild der Psychotherapie ins Wanken gerät. Wie ich ausgeführt habe, ist dies indes nicht die Realität. Unsere Konzepte eignen sich durchaus, erweitert zu werden, wodurch wir den Patient:innen, denen wir bisher nicht gerecht werden konnten, Raum für konstruktive therapeutische Prozesse bieten.

Als ein Beispiel dafür, dass von den Ausbildungskandidat: innen wichtige Impulse ausgehen können, sei eine von Patrice-Joel Hedderich, Bundeskandidatensprecher der Vereinigung für analytische und tiefenpsychologisch fundierte Kinder- und Jugendlichen-Psychotherapie Deutschland (VAKJP), initiierte Umfrage zu Grenzverletzungen und Diskriminierungserfahrungen im Aus- und Weiterbildungskontext der VAKJP-Institute in Deutschland genannt. Obwohl die Auswertung noch nicht abgeschlossen ist, zeigt ein erster Überblick über die quantitativen Daten einer im Mixed-Methods-Design durchgeführten Umfrage, dass über 50 Prozent der Befragten Diskriminierungserfahrungen entweder bestätigen, zumindest vermuten oder sich diesbezüglich unsicher äußern, während nur etwa 45 Prozent klar verneinen, Diskriminierung im Rahmen ihrer Ausbildung erlebt oder beobachtet zu haben.

Wie zu erwarten war, zeigt sich dabei, dass vor allem Personen, die marginalisierten Gruppen angehören, Diskriminierungserfahrungen machen. In den Daten zeigt sich zum Beispiel, dass über 20 Prozent der Befragten das Gefühl haben, dass es besser für sie wäre, wenn sie ihre sexuelle Orientierung oder Identität im Institut verbergen. Vor dem Hintergrund, dass rund 15 Prozent der Befragten nicht-heterosexuelle Orientierungen angeben, liegt der Schluss nahe, dass nahezu 100 Prozent der queeren Personen hiervon betroffen sind. Die qualitative Auswertung der Daten ist derzeit im Gange und wird vertiefende Einblicke in die konkreten Erfahrungen und Kontexte liefern (Hedderich, 2025).

Eine erste Konsequenz, die aus diesen Resultaten gezogen worden ist, stellt die Entwicklung eines von den Bundeskandidatensprecher:innen der VAKJP zusammen mit der Ethikkommission der VAKJP entworfenen Hilfspakets »Hilfe bei Grenzverletzung im Aus- und Weiterbildungskontext« dar (VAKJP, 2025) dar. Das Hilfspaket umfasst die Ethik-Leitlinien der VAKJP, eine Beschreibung dessen, was unter Grenzverletzungen zu verstehen ist, die Angabe institutsinterner und -externer Anlaufstellen sowie ein Ablaufschema der Reaktion auf Grenzverletzungen.

4.4 Was können wir alle tun?

Ich habe den Mut erwähnt, der eine wichtige Ressource ist, wenn es darum geht, in der Psychotherapieausbildung neue Ansichten zu vertreten. Mut ist aber auch noch in einer anderen Hinsicht etwas sehr Hilfreiches für uns alle. Es geht dabei um den *Mut zum Experimentieren*. Diese Formulierung könnte leicht in dem Sinne missverstanden werden, als sei ich der Ansicht, die bewährten Therapieregeln, die alle Schulen in je eigener Weise aufgestellt haben, seien überflüssig. Dies ist absolut nicht meine Meinung!

Mit der Formulierung »Mut zum Experimentieren« meine ich vielmehr, dass es gerade in Situationen, mit denen wir uns unverhofft konfrontiert sehen, sinnvoll ist, auch einmal von den tradierten Regeln abzuweichen. Gerade wenn es um spontane Reaktionen geht, bleibt uns oft ohnehin kaum etwas anderes übrig. In den von mir geschilderten Beispielen blieb mir meistens keine Zeit, zu überlegen, ob ich mich gemäß den üblichen Regeln verhielt. So musste ich mich innert Sekunden entscheiden, ob ich die Umarmung und den Kuss der trans* Frau am Ende der Sitzung vor ihrer Operation annehmen oder zurückweisen wollte (Kapitel 2.5). Auch im Umgang mit dem Patienten, an dessen Messer ich mich verletzt habe (Kapitel 2.3), konnte ich nicht in Ruhe reflektieren, ob es für eine solche Situation irgendwelche therapeutischen Verhaltensregeln gab, ebenso bei der Bedrohung durch den Patienten, der einen Revolver in seiner Tasche hatte (Kapitel 2.15).

In meiner psychotherapeutischen Tätigkeit habe ich immer wieder Situationen erlebt, in denen ich reflektieren musste, ob es in unseren Theorien Verhaltensregeln für die betreffende Situation gab, und entscheiden musste, ob ich mich diesen Regeln entsprechend verhalten sollte. Die üblichen Verhaltensregeln haben unbestreitbar den großen Vorteil, dass sie sich auf die Erfahrungen etlicher Therapeut:innengenerationen stützen und sich deshalb bewährt haben. Aus diesem Grunde halte ich sie auch für unverzichtbar.

Es gibt jedoch therapeutische Situationen, in denen wir uns auf unsere eigene Sicht und unsere eigene Erfahrung verlassen sollten, selbst wenn sie von den Empfehlungen erfahrener Kolleg:innen abweicht. Aus diesem Grund rate ich den Kolleg:innen, die bei mir Supervisionssitzungen absolvieren, dass ich die Situation, von der sie mir berichten, mit ihnen diskutieren und ihnen meine Gedanken dazu mitteilen kann. Die letzte Entscheidung über das, was sie dann tatsächlich tun, liege aber bei ihnen, da sie ihren Patient:innen ja viel näherstehen und das, was sie tun, *authentisch* sein muss und nicht lediglich das Ausführen dessen sein darf, was ich für sinnvoll halte.

Ich selbst erinnere mich an eine Situation in meiner therapeutischen Ausbildung, als mir ein Supervisor sagte, ich dürfe einen Patienten mit einer ausgeprägten Zwangsstruktur erst in Behandlung nehmen, wenn er eine Arbeitsstelle angetreten habe. Ich habe mit dem Supervisor, einem erfahrenen Analytiker, darüber diskutiert, dass mir diese Empfehlung nicht einleuchtete, denn es sei doch gleichsam ein Symptom des Patienten, dass er wegen seiner Zwangsstörung nicht fähig war, einer Berufstätigkeit nachzugehen. Ihn erst in Behandlung zu nehmen, wenn er einer Arbeit nachgehe, erscheine mir so, als ob ich von einem depressiven Patienten verlangte, er müsse zuerst frei von Depressionen sein, ehe die Therapie beginnen könne. Der Supervisor widersprach diesem Argument vehement. Ich habe den Patienten trotzdem in Therapie genommen – zumal das bei meiner damaligen Anstellung in der Psychiatrischen Poliklinik auch meine Pflicht war. Die Therapie ist erfolgreich verlaufen.

Mit »Mut zum Experimentieren« meine ich auch, dass wir mitunter in Therapien etwas tun, das nicht zu unserem üblichen Verhaltensinventar gehört. Ich habe solche Situationen vor allem bei Patient:innen mit schweren Persönlichkeitsstörungen, verbunden mit massiven sozialen Problemen, erlebt. Unter den in Kapitel 2 beschriebenen Patient:innen sind es beispielsweise meine handlungsmäßigen Interventionen (Kapitel 2.9, 2.10, 2.15, 2.19). In meinen Kommentaren zu diesen Therapiesequenzen habe ich mein Verhalten zwar theoretisch begründet. Dennoch waren es Handlungen meinerseits, die – vor allem im Fall der sich über viele Jahre erstreckenden Behandlung (Kapitel 2.19) – weit von den üblichen therapeutischen Verhaltensregeln abwichen.

Ich habe ausgeführt, dass ich es für wichtig halte, dass wir den Mut aufbringen, auch einmal solche von den anerkannten therapeutischen Regeln abweichende Verhaltensweisen anzuwenden. In solchen Situationen gilt es aber zu beachten, dass wir besonders kritisch unsere *Gegenübertragung reflektieren und verstärkt Supervision und Intervision* in Anspruch nehmen. Je weiter unsere Aktionen von den tradierten Regeln abweichen, desto sorgfältiger müssen wir diesbezüglich sein.

Nur sollte dies eben nicht heißen, dass wir uns in jedem Fall ängstlich an die bewährten Regeln halten müssen. Wir sollten uns die *Neugier* erhalten, die Anlass für neue Einsichten sein kann. Indem wir uns ein Stück weit von den tradierten Regeln entfernen, können wir neue Erfahrungen sammeln, die zu einer Erweiterung unseres theoretischen Wissens führen und den betreffenden Patient:innen eher gerecht werden. Für diesen Mut plädiere ich.

Literatur

Ahlers, C. J., Schaefer, G. A., Beier, K. M. (2005). Das Spektrum der Sexualstörungen und ihre Klassifizierbarkeit in DSM-IV und ICD-10. Sexologie, 12, 120–152.

Balint, M. (1966). Die Urformen der Liebe und die Technik der Psychoanalyse. Bern u. Stuttgart: Huber.

Baltes-Löhr, C. (2023). Geschlecht als Kontinuum. Über das Aufbrechen binärer Ordnungen und über gelebte Pluralitäten. Bielefeld: transcript.

Bauriedl, T. (1980). Beziehungsanalyse. Frankfurt a. M.: Suhrkamp.

Berns, U. (2004). Spezifische psychoanalytische Interventionen. Forum der Psychoanalyse, 20, 284–299.

Bertalanffy, L. von (1968). General System Theory: Foundations, Development, Applications. New York: G. Braziller.

Blank-Knaut, B., Borkenhagen, A., Heimerl, B., Lauenburg, I., Pioch, E., Werner, S. (Hrsg.) (2024). Jenseits der Binarität? Der Genderdiskurs als Herausforderung für die Psychoanalyse. Gießen: Psychosozial-Verlag.

Bornstein, K. (1994). Gender outlaw: On men, women, and the rest of us. New York: Routledge.

Buber, M. (2005). Ich und Du. Gütersloh: Gütersloher Verlagshaus.

Bundschuh, C. (2001). Pädosexualität: Entstehungsbedingungen und Erscheinungsformen. Opladen: Leske und Budrich.

Bürgin, D. (Hrsg.) (1998). Triangulierung: Der Übergang zur Elternschaft. Stuttgart u. New York: Schattauer.

Burnham, D. L., Gladstone, A. I., Gibson, R. W. (1969). Schizophrenia and the Need-Fear-Dilemma. New York: International Universities Press.

Büssing, A., Giebel, A., Roser, T. (2024). Spiritual Care & Existential Care interprofessionell. Handbuch spiritueller und existentieller Begleitung in der Gesundheitsversorgung. Berlin: Springer.

Butler, J. (1991). Das Unbehagen der Geschlechter. Frankfurt a. M.: Suhrkamp.

Crain, F. (2025). Beziehungsraum Schule. In F. Crain (Hrsg.), Beziehungsraum Schule. Bildung zwischen Freiheit und Kontrolle (S. 19–98). Zürich: edition 8.

Delbrück, A. (1891). Die pathologische Lüge und die psychisch abnormen Schwindler. Eine Untersuchung über den allmählichen Übergang eines normalen psychologischen Vorgangs in ein pathologisches Symptom. Stuttgart: Enke.

Deserno, H. (2022). Arbeitsbündnis. In W. Mertens (Hrsg.), Handbuch psychoanalytischer Grundbegriffe (5. Aufl., S. 117–122). Stuttgart: Kohlhammer.

Erikson, E. H. (1966). Identität und Lebenszyklus. Frankfurt a. M.: Suhrkamp.

Ermann, M. (2022). Gegenübertragung. In W. Mertens (Hrsg.), Handbuch psychoanalytischer Grundbegriffe (5. Aufl., S. 303–310). Stuttgart: Kohlhammer.

Ermann, M. (2024). Psychotherapie und Psychosomatik. Ein Lehrbuch auf psychoanalytischer Grundlage (8. Aufl.). Stuttgart: Kohlhammer.

Fiedler, P. (2004). Sexuelle Orientierung und sexuelle Abweichung. Weinheim u. Basel: Beltz.

Fonagy, P. (2001). Bindungstheorie und Psychoanalyse. Stuttgart: Klett-Cotta.
Freud, S. (1905). Bruchstück einer Hysterie-Analyse. GW V. Frankfurt a. M.: Fischer.
Freud, S. (1910). Die zukünftigen Chancen der psychoanalytischen Therapie. GW VIII. Frankfurt a. M.: Fischer.
Freud, S. (1912). Zur Dynamik der Übertragung. GW VIII. Frankfurt a. M.: Fischer.
Greenson, R. R. (1965a). Das Arbeitsbündnis und die Übertragungsneurose. In R. R. Greenson, Psychoanalytische Erkundungen (S. 151–171). Stuttgart: Klett-Cotta.
Greenson, R. R. (1965b). Die übertragungsfreie Beziehung in der psychoanalytischen Situation. In R. R. Greenson, Psychoanalytische Erkundungen (S. 308–335). Stuttgart: Klett-Cotta.
Greenson, R. R. (1973). Technik und Praxis der Psychoanalyse. Stuttgart: Klett.
Hautzinger, M. (2011). Kognitive Verhaltenstherapie. Weinheim u. Basel: Beltz.
Hedderich, P.-J. (2025). Umfrage zu Grenzverletzungen und Diskriminierungserfahrungen im Aus- und Weiterbildungskontext der VAKJP-Institute in Deutschland. Persönliche Mitteilung vor Veröffentlichung der Ergebnisse.
Heenen-Wolff, S. (2018). Gegen die Normativität in der Psychoanalyse. Gießen: Psychosozial-Verlag.
Heimann, P. (1964). Bemerkungen zur Gegenübertragung. Psyche, 18, 483–493.
Heimerl, B. (2022). Die neue Choreografie der geschlechtlichen Ordnung. In G. Schäfer, R. Martin, I. Moeslein-Teising (Hrsg.), Zeitdiagnosen!? (S. 338–348). Gießen: Psychosozial-Verlag.
Heinemann, E., Rauchfleisch, U., Grütter, T. (2003). Gewalttätige Kinder. Psychoanalyse und Pädagogik in Schule, Heim und Therapie. Düsseldorf u. Zürich: Walter.
Herold, R., Weiß, H. (2022). Übertragung. In W. Mertens (Hrsg.), Handbuch psychoanalytischer Grundbegriffe (5. Aufl., S. 1012–1026). Stuttgart: Kohlhammer.
Heuft, G. (1990). Bedarf es eines Konzeptes der Eigenübertragung? Forum Psychoanalyse, 6, 299–315.
Hinz, H. (2022). Objektbeziehung. Objektbeziehungstheorie. In W. Mertens (Hrsg.), Handbuch psychoanalytischer Grundbegriffe (5. Aufl., S. 637–643). Stuttgart: Kohlhammer.
Hirschfeld, M. (1926). Geschlechtskunde aufgrund dreißigjähriger Forschung und Erfahrung bearbeitet. Bd. 1: Die körperlichen Grundlagen. Stuttgart: Julius Püttmann.
Hüther, G. (2001). Die neurobiologische Verankerung von Erfahrungen und ihre Auswirkungen auf das spätere Verhalten. Vortrag auf den Lindauer Psychotherapiewochen 2001. https://www.lptw.de/archiv/vortrag/2001/huether-gerald-neurobiologische-verankerung-von-erfahrungen-und-ihre-auswirkungen-auf-das-verhalten-lindauer-psychotherapiewochen2001.pdf (23.7.2025).
Ibrahim, O. (2025). Philosophical Care. Entwurf einer praxistheoretischen Grundlegung. Stuttgart: Kohlhammer.
Kernberg, O. F. (1976). Objektbeziehungen und Praxis der Psychoanalyse. Stuttgart: Klett-Cotta.
Kernberg, O. F. (1983). Borderline-Störungen und pathologischer Narzissmus. Frankfurt a. M.: Suhrkamp.
Kernberg, O. F. (2006). Die narzisstische Persönlichkeit und ihre Beziehung zu antisozialem Verhalten und Perversionen – pathologischer Narzissmus und narzisstische Persönlichkeit. In O. F. Kernberg, H.-P. Hartmann (Hrsg.), Narzissmus. Grundlagen – Störungsbilder – Therapie (S. 263–307). Stuttgart: Schattauer.
Kernberg, O. F. (2011). Borderline-Persönlichkeitsstörung und Borderline-Persönlichkeitsorganisation – Psychopathologie und Diagnose. In B. Dulz, S. C. Herpertz, O. F. Kernberg, U. Sachsse (Hrsg.), Handbuch der Borderline-Störungen (2. Aufl., S. 286–300). Stuttgart: Schattauer.
Kernberg, P. F. (2006). Narzisstische Störungen in der Kindheit. In O. F. Kernberg, H.-P. Hartmann (Hrsg.), Narzissmus. Grundlagen – Störungsbilder – Therapie (S. 570–601). Stuttgart: Schattauer.
Klein, M. (1962). Das Seelenleben des Kleinkindes. Stuttgart: Klett.

Klitzing, K. von (1999). The role of the father in early family interactions. Infant Mental Health Journal 20 (3), 222–237.
Kohut, H. (1977). Die Heilung des Selbst. Frankfurt a. M.: Suhrkamp.
Köhler, L. (1992). Formen und Folgen früher Bindungserfahrungen. Forum Psychoanalyse, 8, 263–280.
Küchenhoff, J., Vogel, R. T. (2020). Psychotherapie an der Grenze des Machbaren. Stuttgart: Kohlhammer.
Langer, P. C., O'Donnokoé, N. (Hrsg.) (2024). Trans-Geschlechtlichkeit und Psychoanalyse. Perspektiven jenseits des Kulturkampfs. Bielefeld: transcript.
Längle, A., Holzhey-Kunz, A. (2008). Existenzanalyse und Daseinsanalyse. Wien u. Stuttgart: Facultas.
Le Soldat, J. (2015). Grund zur Homosexualität. Stuttgart u. Bad Cannstatt: Frommann-Holzboog.
Linden, M., Hautzinger, M. (2022). Verhaltenstherapiemanual – Erwachsene (9. Aufl.). Heidelberg: Springer.
Magin, S. (2022). Die Integration von Spiritualität ins Gesundheitswesen. Überlegungen zum bio-psychosozial-spirituellen Modell. Spiritual Care, 11, 165–166.
Mertens, W. (2022). Psychoanalyse (7. Aufl.). Stuttgart: Kohlhammer.
Mitchel, J. (2018). Freud und Lacan. Psychoanalytische Theorien des Geschlechtsunterschieds. In J. Mitchel (Hrsg.), Frauen – die längste Revolution, Feminismus, Literatur, Psychoanalyse (S. 163–190). Frankfurt a. M.: Fischer.
Morgenthaler, F. (2004). Der Traum. Fragmente zur Theorie und Technik der Traumdeutung (2. Aufl.). Gießen: Psychosozial-Verlag.
Nestle, J., Howell, C., Milchins, R. A. (2002). GenderQueer: Voices from beyond the sexual binarity. Los Angeles: Alyson Books.
Ortega-de San Luis, C., Pezzoli, M., Urrieta, E., Ryan, T. J. (2023). Engram cell connectivity as a mechanism for information encoding and memory function. Current Biology, 33, 5368–5380. https://www.cell.com/current-biology/fulltext/S0960-9822(23)01512-9 (23.7.2025).
Quindeau, I. (2019). Geschlechterspannung revisited. In I. Moeslein-Teising, G. Schäfer, R. Martin (Hrsg.), Geschlechter-Spannungen (S. 15–27). Gießen: Psychosozial-Verlag.
Racker, H. (2017). Übertragung und Gegenübertragung. Studien zur psychoanalytischen Technik (7. Aufl.). Basel: Ernst Reinhardt.
Rauchfleisch, U. (1999). Außenseiter der Gesellschaft. Psychodynamik und Möglichkeit zur Psychotherapie Straffälliger. Göttingen: Vandenhoeck & Ruprecht.
Rauchfleisch, U. (2003). Psychotherapie mit aggressiven, dissozialen Kindern, Jugendlichen und Erwachsenen. In E. Heinemann, U. Rauchfleisch, T. Grüttner, T., Gewalttätige Kinder. Psychoanalyse und Pädagogik in Schule, Heim und Therapie (S. 168–258). Frankfurt a. M.: Fischer.
Rauchfleisch, U. (2004). Wer sorgt für die Seele? Grenzgänge zwischen Psychotherapie und Seelsorge. Stuttgart: Klett-Cotta.
Rauchfleisch, U. (2011). Schwule. Lesben. Bisexuelle. Lebensweisen, Vorurteile, Einsichten. Göttingen: Vandenhoeck & Ruprecht.
Rauchfleisch, U. (2013). Begleitung und Therapie straffälliger Menschen (4. Aufl.). Göttingen: Vandenhoeck & Ruprecht.
Rauchfleisch, U. (2019a). Diagnose Borderline. Diagnostik und therapeutische Praxis. Stuttgart: Kohlhammer.
Rauchfleisch, U. (2019b). Sexuelle Identitäten im therapeutischen Prozess. Zur Bedeutung von Orientierungen und Gender. Stuttgart: Kohlhammer.
Rauchfleisch, U. (2020). Psychodynamik und Psychotherapie dissozialer Störungen. Göttingen: Vandenhoeck & Ruprecht.
Rauchfleisch, U. (2021a). Wenn Beziehung abhängig macht. Ein Ratgeber. Ostfildern: Patmos.
Rauchfleisch, U. (2021b). Sexuelle Orientierungen und Geschlechtsentwicklungen im Kindes- und Jugendalter. Stuttgart: Kohlhammer.

Rauchfleisch, U. (2023). Transgender verstehen. Ein Ratgeber für Angehörige, Freund:innen und Kolleg:innen. Ostfildern: Patmos.

Rauchfleisch, U. (2024a). Transidentität – Transgender. Transitionsprozesse begleiten und gestalten (6. Aufl.). Göttingen: Vandenhoeck & Ruprecht.

Rauchfleisch, U. (2024b). Nichtbinarität: Was resultiert daraus für die psychoanalytische Psychotherapie? In B. Blank-Knaut, A. Borkenhagen, B. Heimerl, I. Lauenburg, E. Pioch, S. Werner (Hrsg.), Jenseits der Binarität? Der Genderdiskurs als Herausforderung für die Psychoanalyse (S. 169–184). Gießen: Psychosozial-Verlag.

Rauchfleisch, U. (2025). Die Bedeutung von Transgendern für die Befreiung aus der Enge der Binarität der Geschlechter. In K. Haller, L. Hauten, T. Nölle (Hrsg.), Diversitäten. Psychotherapie im Kontext gesellschaftlicher Vielfalt (S. 27–36). Göttingen: Vandenhoeck & Ruprecht.

Reich, A. (1951). On counter-transference. International Journal of Psycho-Analysis, 32, 25–31.

Reich, A. (1960). Eine besondere Variation der Behandlungstechnik. Psyche, 13, 625–634.

Rudolf, G. (2011). Strukturbezogene Psychotherapie (3. Aufl.). Stuttgart: Schattauer.

Rühmke, H. C. (1941). Das Kernsymptom der Schizophrenie und das »Praecox Gefühl«. Zeitschrift für die gesamte Neurologie und Psychiatrie, 102, 168–175.

Rüschoff, I., Kaplick, P. M. (Hrsg.) (2021). Islamintegrierte Psychotherapie und Beratung. Professionelle Zugänge zur Arbeit mit Menschen muslimischen Glaubens. Gießen: Psychosozial-Verlag.

Sachse, R. (o. J.). Therapeutische Interventionen. https://www.kop-bochum.de/files/folien/KOP-Therapeutische_Interventionen.pdf (20.7.2025).

Sandler, J., Dare, C., Holder, A. (2019). Die Grundbegriffe der psychoanalytischen Therapie (12. Aufl.). Stuttgart: Klett-Cotta.

Schnoor, H. (Hrsg.) (2011). Psychodynamische Beratung. Göttingen: Vandenhoeck & Ruprecht.

Steinbach, C. (2006). Beratung und Psychologie. In C. Steinbach (Hrsg.), Handbuch Psychologische Beratung (S. 11–34). Stuttgart: Klett-Cotta.

Stern, D. N. (2007). Die Lebenserfahrung des Säuglings. Stuttgart: Klett-Cotta.

Stierlin, H. (2006). Psychoanalyse – Familientherapie – systemische Therapie. Stuttgart: Klett-Cotta.

Strauß, B. (2022). Bindung. In W. Mertens (Hrsg.), Handbuch psychoanalytischer Grundbegriffe (5. Aufl., S. 147–152). Stuttgart: Kohlhammer.

VAKJP (2025). Hilfspaket »Hilfe bei Grenzverletzungen im Aus- und Weiterbildungskontext«. Erarbeitet von Colja Bahrenberg, Patrice-Joel Hedderich, Viola Leist, Claudia Germing, Ulrike Held, Werner Singer und Dietrich Winzer. Vereinigung für analytische und tiefenpsychologisch fundierte Kinder- und Jugendlichenpsychotherapie (VAKJP), Berlin. https://j-r-i.de/wp-content/uploads/2025/06/Hilfspaket-Hilfe-bei-Grenzverletzungen_2025.pdf (25.7.2025).

Vogt, H. (2006). Pädophilie. Leipziger Studie zur gesellschaftlichen und psychischen Situation pädophiler Männer. Lengerich: Pabst.

Waldinger, R., Schulz, M. (2023). The Good Life … und wie es gelingen kann: Lessons from the World's Longest Scientific Study of Happiness (3. Aufl.). München: Kösel.

Watzlawick, P., Beavin, J. H., Jackson, D. D. (2011). Menschliche Kommunikation. Formen, Störungen, Paradoxien. Bern: Huber.

Young, J. E., Klosko, J. S., Weishaar, M. E. (2008). Schematherapie. Ein praxisorientiertes Handbuch. Paderborn: Junfermann.